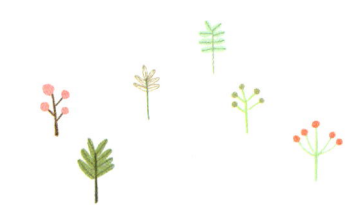

기쁜 마음으로 새 생명을 기다리는

_____ 님께

마음을 담아 선물합니다.

하루 10분
뇌 태교동화

뇌 태교 전문의 김성수 원장의 임신주수별 맞춤 태교

하루 10분
뇌 태교동화

김성수 지음 | 안다연 그림

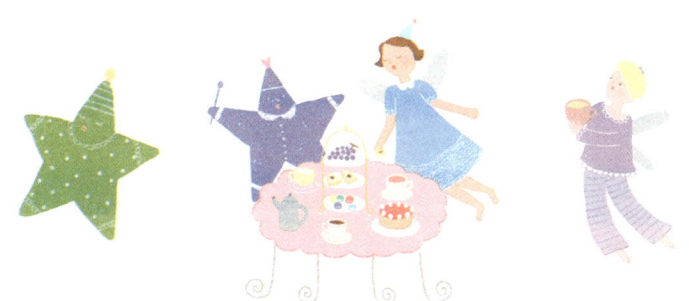

알에이치코리아

Prologue

몸과 마음이 함께 충만해지는 '이상적인 뇌 태교'

지금 막 소중한 생명을 잉태한, 세상에서 가장 행복한 부부에게 묻고 싶습니다. 앞으로 태교를 어떻게 할 생각이신가요? 그리고 이상적인 태교란 과연 무엇일까요?

사실 태교에 정답은 없습니다. 태교를 위해 부부가 빠뜨리지 않고 지켜야 할 절대적인 원칙은 애초에 존재하지 않는다는 것이지요. 하지만 태교가 임신 중 태아에게 엄청난 영향을 주는 것만은 분명합니다.

옛말에 임신부는 깨어진 그릇에 음식을 담아 먹지 않고, 과일도 예쁜 모양으로 깎아서 먹으며, 늘 단정한 자세로 앉고, 항상 좋은 생각만 해야 한다는 등의 이야기로 태교의 중요성을 말해주고 있지요. 이처럼 기존에 우리가 알고 있는 태교란 간단히 말해서 임신 중 태아에게 좋은 영향을 주기 위해 엄마가 지켜야 할 규칙 등을 의미합니다. 그런데 그 규칙이라는 것이 전혀 까다롭거나 번거롭지 않답니다. 늘 편안한 마음가짐을 가지고 행동에 어긋남이 없다면 그것으로 일단 충분하니까요.

뇌 태교의 의미

그렇다면 뇌 태교란 무엇일까요? 뇌 태교는 말 그대로 태아의 '뇌로 하는', '뇌 위주의' 태교입니다. 뇌는 사람에게 가장 중요한 기관이지요. 손가락 하나를 움직이는 일도 뇌에 의해서만이 가능하니까요.

한번 생각해보세요. 엄마의 몸속에 생겨난 소중한 태아의 뇌는 아직 성장하지 않은 상태입니다. 임신 기간인 40주 동안 태아의 뇌는 엄마의 몸속에서 꾸준히 성장합니다. 그렇기 때문에 뇌 태교는 일반적인 의미의 태교에서 한 차원 올라간, 태아의 뇌 성장에 긍정적인 영향을 주는 태교를 의미합니다. 뇌 태교동화는 바로 태아의 뇌 성장에 긍정적인 영향을 주기 위한 태교동화입니다.

그렇다면 과연 태아의 뇌에 긍정적인 영향을 주기 위해서는 어떤 조건이 필요할까요? 최근 마이애미 대학교에서 임신부를 대상으로 스트레스와 아기 성장의 관계를 밝히는 실험을 했습니다. 그런데 임신부의 스트레스성 호르몬이 늘어나면 혈관이 수축되어 산소나 영양분이 태아에게 적절히 공급되지 않는다는 결과가 나왔답니다. 태아에게 산소와 영양분이 잘 전달되지 않으면 당연히 태아의 뇌 성장에도 나쁜 영향을 미치게 됩니다. 따라서 임신부의 전반적인 영양 관리가 태아의 뇌 성장과 직결됩니다.

이처럼 뇌 태교에 있어 가장 우선적인 것은 바로 소중한 생명을 잉태한 엄마의 신체적, 정신적인 건강입니다. 엄마는 임신에 대한 불안감이나 걱정, 스트레스를 지금부터 깨끗하게 날려버리세요. 생명을 잉태한다는 것은 신의 축복입니다. 진심으로 축하드립니다. 당신은 정말 축복받은 사람입니다.

'이상적인 뇌 태교'를 위한 네 가지 조언

뇌 태교를 시작하는 엄마, 아빠에게 제가 드리고 싶은 조언은 크게 네 가지로 요약됩니다. 물론 태교에 대한 이야기는 이외에도 너무나 많지만 일단 다음의 네 가지만큼은 부부가 수시로 기억하며 서로를 챙겨주세요.

첫째, 뇌 태교에 있어 가장 기본이 되는 것은 바로 엄마의 신체적인 건강입니다.

태중에 있는 아기의 전반적인 건강, 그리고 뇌 성장을 위해서 엄마는 늘 좋은 컨디션을 유지하고 적절한 영양을 섭취하세요. 태아의 뇌는 임신 13주까지 엄마의 갑상선 호르몬의 영향을 크게 받습니다. 그렇기에 엄마는 늘 갑상선 기능에도 신경을 써야 합니다. 또 태아의 뇌 성장을 위해 엄마는 오메가3지방산과 잣, 호두, 땅콩 등의 견과류를 부지런히 챙겨 먹는 것이 좋습니다. 그리고 수은에 중독된 생선이 있을 수 있으니 생선은 1주일에 두 번 이상은 먹지 마세요.

　　둘째, 늘 아기와 함께한다고 생각하세요.
　　태아는 임신 24주 전까지는 소리를 들을 수 없지만 엄마의 기분은 분명히 느낄 수 있답니다. 아기가 듣지 못한다고 해서 격한 감정으로 큰소리를 내거나 혹은 남편과 자주 싸우거나 하는 것은 엄마와 아기의 정신 건강에 결코 좋지 않아요. 임신한 엄마는 배가 불러오기 전부터 자신이 소중한 생명을 품고 있다는 사실을 늘 기억하세요. 항상 아기를 염두에 두고 생활하면 저절로 태아와의 감정 소통이 이루어집니다. 태중에 있는 아기에게 엄마가 매일 따뜻하게 말을 걸어주는 것도 좋은 뇌 태교의 방법입니다.

　　셋째, '이상적인 뇌 태교'는 부부가 함께했을 때 진정한 위력을 발휘한다는 사실을 반드시 기억하세요.
　　임신 불면증에 대해 들어본 적이 있으신지요? 아무리 마음을 다잡아도 임신 중인 엄마는 쉽게 불안하고 초조해진답니다. 이런 임신부를 곁에서 다독거려주고 안심시켜줄 수 있는 사람이 바로 남편입니다. 늘 곁에서 든든하게 지켜주는 남편과 함께 임신부가 행복하고 편안한 마음을 가졌을 때 비로소 '이상적인 뇌 태교'가 실현됩니다.

아기를 몸으로 품고 있는 사람은 물론 엄마지만, 아빠 역시 아기를 마음으로 늘 품고 있어야 한답니다. 아무리 엄마 혼자 태교에 몰두해도 아빠가 진심으로 도와주지 않는다면 이상적인 태교는 불가능합니다. 아빠가 아기에게 관심이 없거나 귀찮아하는 태도를 보인다면 아기를 가진 임신부는 심리적으로 큰 충격을 받습니다. 남편의 적극적인 사랑표현, 아기를 위한 대화가 임신부의 심리적 안정에 매우 중요하답니다.

특히 아기가 소리를 듣고 빛을 느낄 수 있는 임신 24주부터는 아빠 목소리를 더욱 열심히 들려주세요. 아빠의 목소리를 미리 듣고 세상에 나온 아기는 그렇지 않은 아기보다 훨씬 더 아빠를 친숙하게 느낀답니다. 그건 아마 아빠도 마찬가지일 거예요.

넷째, 아기가 성장하는 속도는 제각각 조금씩 다르지만 아기의 성장 시기를 염두에 둔 태교를 하도록 노력하세요.

시기별로 아기에게 필요한 영양소를 신경 써서 섭취하는 것 역시 굉장히 중요하지요. 이 책에서 각 시기별로 정리해놓은 '김성수 박사의 임신·출산 시크릿 가이드'는 좋은 참고 자료가 될 것입니다. 아기가 소리를 들을 수 있는 시기에는 좋은 음악을 좀 더 많이 듣는 것도 성장 시기를 고려한 뇌 태교의 좋은 예랍니다.

『하루 10분 뇌 태교동화』 이렇게 읽으세요

『하루 10분 뇌 태교동화』의 특징 중 하나는 임신 첫 주부터 태아와 대화하는 방식으로 본문을 구성했다는 점입니다. 엄마가 늘 아기와 함께한다는 생각을 자연스럽게 심어주기 위해서지요. 또한 각 주마다 엄마, 아빠, 아기를 위한 메시지를 넣었으니 동화를 읽기 전에 반드시 꼼꼼히 체크해 보세요.

이 책은 임신 10개월을 주별로 나누어 총 40주로 구성되어 있습니다. 또 엄마의 건강과 태아의 신체 변화에 따라서 크게 4부로 나뉘어 있습니다. 편하게 읽을 수 있는 동화, 에세이, 시, 명언 등으로 구성해서 언제 어디에서든 부부가 쉽고 부담 없이 읽을 수 있습니다.

1부는 임신을 준비하는 1주부터 임신 12주까지입니다. 이 시기는 '뇌 태교 준비기'로 엄마가 영양 섭취에 특별히 유의해야 하는 시기입니다. 매일 맛있는 음식을 꼭꼭 씹어 먹듯이 12주 동안 재미난 동화를 태아에게 읽어주세요.

2부는 임신 13주부터 23주까지로, 임신 기간 중 가장 안정된 시기인 '뇌 태교 안정기'입니다. 이 시기에는 엄마의 몸과 마음이 가장 안정된 상태이므로 임신 초기보다는 좀 더 편안한 마음으로 뇌 태교에 임할 수 있답니다. 살랑살랑 바람 부는 날씨 좋은 날, 아기와 산책하는 즐거운 기분으로 읽어보세요.

3부는 '뇌 태교 본격기'로 임신 24주부터 36주까지입니다. 이 시기는 태아가 비로소 소리를 들을 수 있고 빛을 느낄 수 있는 시기이므로 뇌 태교에 있어서 가장 중요한 시기입니다. 이 시기에는 아빠가 적극적으로 참여하는 것이 더욱 중요해집니다. 아빠는 엄마와 번갈아가며 태아에게 동화를 읽어주세요.

4부는 임신 37주부터 40주까지로, 언제라도 분만이 가능한 시기인 '뇌 태교 피니시라인'입니다. 만삭이 되었다고 해서 뇌 태교가 끝나는 것은 아니랍니다. 언제라도 아기를 맞이할 마음의 준비를 하며 끊임없이 태아와 대화하세요. 이 시기에는 출산에 대한 공포와 불안감에서 벗어나는 것이 무엇보다도 중요합니다. 마음을 차분하게 해주는 동화를 읽으며 늘 평상심을 유지하겠다는 마음가짐을 가져보세요.

이 책이 주별로 나뉘어 구성되었지만 거기에 너무 구애받으실 필요는 없습니다. 처음부터 끝까지 한 번에 모두 읽어도 되고, 주별로 나누어서 다시 읽어도 된답니다. 다만 각 주별 태아의 성장을 분명히 알고, 마음에

드는 이야기가 있으면 반복해서 읽으세요. 책 읽기가 힘겨운 날에는 그저 예쁜 그림을 한 장 한 장 감상하면서 느긋하게 시간을 보내도 상관없습니다.

다시 한 번 말씀드리지만 태교에 정해진 방법은 없습니다. 아무리 태교에 좋은 클래식이라도 본인이 듣기 싫다면 자신이 좋아하는 다른 음악으로 바꿔 들으세요. 아무리 몸에 좋은 음식이라고 하더라도 입에 맞지 않아 억지로 먹어야 한다면 영양 성분이 비슷한 다른 음식을 드세요.

『하루 10분 뇌 태교동화』를 읽는 것도 마찬가지랍니다. 즐거운 마음으로 읽을 수 있을 때, 또 소중한 배 속 아기에게 좋은 이야기를 들려주고 싶을 때마다 이 책을 읽어주세요. 책을 읽기 어려울 때에는 이 책에 수록된 태교동화 CD를 들려주어도 좋습니다. 그것이 바로 엄마와 태아의 몸, 그리고 마음을 충만하게 해주는 '이상적인 뇌 태교'에 한 걸음 더 가까이 다가서는 길이랍니다.

이 한 권의 책이 부디 엄마, 아빠와 아기에게 좋은 추억과 행복한 결과를 선물해주기를 바라는 작은 소망을 푸른 하늘에 두둥실 떠가는 예쁜 구름 한 자락에 가만히 실어 보냅니다.

사랑하는 아내와 아이들,
그리고 도와주신 모든 분들께 감사하며
김 성 수

Contents

Prologue 몸과 마음이 함께 충만해지는 '이상적인 뇌 태교' 6

CHAPTER 01. 임신 1주부터 12주_ 뇌 태교 준비기
맛있는 음식을 꼭꼭 씹어 먹듯, 아기의 두뇌에 영양분이 되는 동화

임신 1주 당신은 새로운 생명의 씨앗을 품었습니다 20
임신 2주 어머니, 당신은 경이로운 존재입니다 28
임신 3주 우리는 운명적으로 만났습니다 32
임신 4주 세상 모든 별의 이야기 38
임신 5주 눈부신 가능성을 믿어보세요 44
임신 6주 가까운 곳에서 행복을 찾으세요 50
임신 7주 상상의 나래를 펼치세요 60
임신 8주 자신만의 아름다운 색깔을 찾으세요 68
임신 9주 사랑에는 책임이 따릅니다 74
임신 10주 변하지 않는 서로의 사랑을 확인하세요 80
임신 11주 사랑의 마법 수프를 끓이세요 86
임신 12주 너와 함께 만들어갈 소중한 추억 94

김성수 박사의 임신·출산 시크릿 가이드
생활 속에서 실천하는 음악 태교와 음식 태교 100

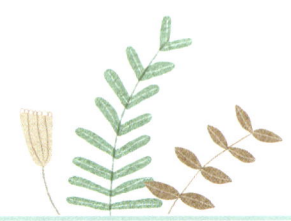

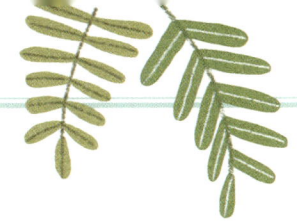

CHAPTER 02. 임신 13주부터 23주_ 뇌 태교 안정기
살랑살랑 바람 부는 날, 아기와 산책하듯 편안한 기분으로 읽는 동화

임신 13주   아름다운 시로 마음을 정화하세요 — 108
임신 14주   우리는 늘 너를 위한 꿈을 꾼단다 — 114
임신 15주   지혜로운 유머를 구사하세요 — 120
임신 16주   흐린 날의 오후도 너와 함께라면 행복하단다 — 126
임신 17주   세상의 정의로움을 알게 하세요 — 132
임신 18주   모든 시름을 잊고 음악에 몸을 맡겨보세요 — 140
임신 19주   엄마는 너를 위해 한밤에도 가래떡을 썬단다 — 146
임신 20주   순수한 영혼을 발견하세요 — 152
임신 21주   손에 손 잡고 재미난 노래를 불러보세요 — 158
임신 22주   베푸는 마음이 행복을 불러옵니다 — 164
임신 23주   자연의 충만한 에너지를 느끼세요 — 170

김성수 박사의 임신ᆞ출산 시크릿 가이드
늦게 임신해도 건강하게 낳을 수 있어요 — 176

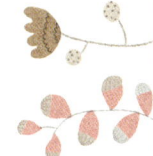

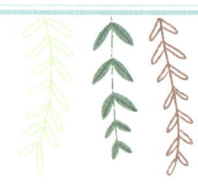

CHAPTER 03. 임신 24주부터 36주_ 뇌 태교 본격기
뇌 태교의 하이라이트! 엄마 아빠가 함께 읽어주는 사랑 가득 동화

임신 24주 서로에게 잊히지 않는 소중한 존재가 되자   184   🔊

임신 25주 늘 따뜻한 보금자리가 되어주세요   194   🔊

임신 26주 함께 어려움을 이겨내세요   200   🔊

임신 27주 너를 위한 소중한 기도   206   🔊

임신 28주 외적인 아름다움은 껍데기에 불과합니다   212

임신 29주 어떤 어려움이 닥쳐도 우리는 다시 만날 수 있단다   220   🔊

임신 30주 마음의 행복과 평화를 찾으세요   230

임신 31주 너를 위해 특별한 나무 한 그루가 되어줄게   236

임신 32주 네 앞에 늘 떳떳한 부모이고 싶단다   242   🔊

임신 33주 꽃을 피워내는 마음으로   248

임신 34주 매일 아름다운 자장가를 불러줄게   252

임신 35주 행복의 시작은 바로 기다림이란다   258   🔊

임신 36주 따뜻한 빛으로 세상을 가득 채우세요   266

김성수 박사의 임신·출산 시크릿 가이드
출산 막바지 준비, 스타트!   274
임신 중 궁금증 Q&A   277

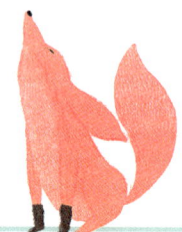

CHAPTER 04. 임신 37주부터 40주_ 뇌 태교 피니시라인
두근두근! 아기와 만날 준비를 하며 읽는 동화

임신 37주 으샤으샤 우리 함께 체조하자 ··· 284
임신 38주 진실한 믿음이 아름다운 만남을 예감합니다 ··· 290
임신 39주 하쿠나 마타타, 모든 것이 다 잘될 거야 ··· 296
임신 40주 새로운 사랑이 다시 시작됩니다 ··· 302

김성수 박사의 임신·출산 시크릿 가이드
임신 기간 중에 필요한 검사와 예방접종 ··· 307

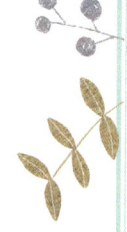

Epilogue 뇌 태교동화 읽기는 출산 후 3세까지 계속됩니다 ··· 314

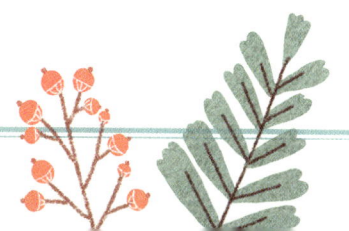

CHAPTER 01

맛있는 음식을 꼭꼭 씹어 먹듯,
아기의 두뇌에 영양분이 되는 동화

임신 1주부터 12주
뇌 태교 준비기

엄마의 몸이 심한 변화를 겪는 이 시기, 입덧이 심하고 유산 가능성이 높은 시기입니다. 영양 섭취에 특히 신경 쓰세요. 엄마와 마찬가지로, 아기도 발달과 성장을 겪고 있습니다. 몸속 기관이 처음 형성되고 점차 성숙해집니다. 그중에서도 가장 중요한 부분은 역시 뇌가 아닐까 합니다. 엄마가 임신 여부를 확인할 수 있는 4주차에 이미 태아의 뇌는 기본적인 구조를 갖추게 됩니다.

3개월에 접어드는 9주~12주에는 엄마의 행동과 감정 등 외부 자극을 점차 기억하며 반응하지요. 1주에서 12주까지를 '뇌 태교 준비기'라고 부르는 이유는 본격적인 뇌 태교를 하기 전, 부모와 아기 모두 준비 기간이 필요하기 때문입니다. 아빠와 엄마는 이제 눈에 보이지 않는 아기와 대화를 나누고, 아기를 위해 몸과 마음을 바르게 가다듬는 태교에 익숙해져야 합니다. 아기도 부모님을 느끼며 알아가는 시간이 필요하겠지요.

아기와 친밀해지는 데는 동화만 한 것이 없다고 생각합니다. 아빠와 엄마가 번갈아 동화를 읽으며 아기와 대화를 나눠보세요. 오감을 통해 뇌를 발달시키는 아기에게, 이보다 더 좋은 태교는 없을 것입니다.

임신 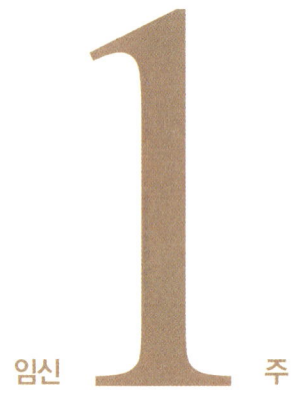 주

당신은 새로운 생명의
씨앗을 품었습니다

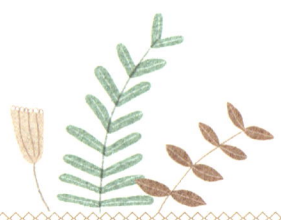

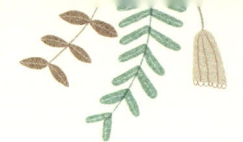

이상적인 뇌 태교는 모든 근심 걱정을 털어내기 위해 노력하는 일에서부터 시작됩니다. 한결 가뿐해진 몸과 마음으로 엄마가 될 워밍업을 해보세요. 부부가 함께 창조해낸 이 크나큰 사랑의 결실은 신이 내려주신 씨앗과도 같습니다. 이제부터 40주 동안 그 씨앗이 움트고 무럭무럭 자라나는 것을 행복하게 지켜보세요.

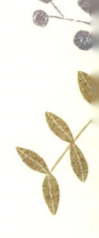

임신 1주차 가족에게 보내는 김성수 박사의 메시지

아기는요 아직 태아의 수정은 이루어지지 않았습니다. 앞으로 우리 아기와 함께할 시간이 얼마나 행복할지, 또 우리 아가가 엄마 아빠 중 누구를 더 닮았을지 가슴 벅찬 상상을 해보세요.

엄마는요 임신을 준비하거나 임신 가능성이 있는 엄마는 자신의 건강에 늘 신경을 써야 합니다. 아기의 신경관 결손을 예방하기 위해서는 임신 전부터 매일 400μg의 엽산을 반드시 섭취하세요. 엽산이 많이 함유된 식품으로는 녹두, 땅콩, 시금치 등이 있는데, 수정 후 4주까지가 엽산 섭취에 가장 중요한 시기랍니다.

아빠는요 건강한 임신과 출산을 위해 아빠는 일찌감치 술, 담배를 끊는 것이 좋답니다. 그래야 정자의 질이 향상되기 때문이지요. 고환은 체온보다 늘 1℃ 정도 낮게 유지하는 것이 좋으므로 장시간 더운 환경에 노출되지 않도록 주의하세요.

**아기와
태담
나누기**

아가야, 사랑하는 아가야.
엄마 아빠는 네가 우리를 찾아온다는 소식을 들었을 때
세상 모든 것을 가진 듯 벅찬 기분이었단다.
얼마나 기쁘고 행복했는지 말로 다 설명할 수 없을 정도였어.
사랑하는 아가야.
엄마 아빠는 앞으로 만나게 될 너를 위해
지금부터 매일매일 예쁜 동화를 읽어줄 거야.
소중한 우리 아기의 몸과 마음이 행복으로 충만할 수 있도록 말이야.

씨앗이 싹을 틔울 때까지

어느 화창한 날 신이 엄마 아빠에게 소중한 씨앗 하나를 주셨습니다.
"이 씨앗을 소중히 품고 있으면 언젠가 싹을 틔울 것이다."
엄마와 아빠는 너무나 기뻤습니다.
그래서 세상에서 가장 좋은 화분을 구해 씨앗을 정성껏 심었습니다.
햇빛이 잘 드는 창가에 화분을 놓아둔 엄마 아빠는
매일매일 씨앗을 돌보았습니다.
행여나 추워서 씨앗이 움트지 못할까 봐

매일 화분의 온도를 체크하는 것도 잊지 않았죠.
엄마 아빠는 씨앗이 보드라운 흙에 뿌리를 잘 내리게 하기 위해서
물도 늘 조심조심 주었습니다.
아름다운 꽃을 피울 수 있는 감성을 지니도록 모차르트, 슈베르트,
베토벤 등 유명한 음악가들의 아름다운 음악도 항상 들려주었답니다.

엄마는 상상했습니다.
'우리 씨앗이 연둣빛 싹을 틔우고 쑥쑥 자라나는 것을
지켜보게 되면 얼마나 행복할까?
몸집이 커지면 더 넓은 화분으로 분갈이도 해줘야 할 거야.'
엄마는 행복한 미소를 지으며 씨앗의 미래를 상상했지만
한편으로 걱정도 앞섰습니다.
'혹시 우리가 잠시라도 보살펴주지 않으면 우리 씨앗이는 누가 돌봐줄까?
바람이 씽씽 불면 줄기가 꺾이지나 않을까?
차가운 빗방울에 떨면서 시들어버리지는 않을까?'
걱정이 한두 가지가 아니었습니다.

그래서 엄마 아빠는 중요한 결정을 내렸습니다.
씨앗이 싹을 틔우고 어느 정도 자라게 되면 좀 더 넓고
자유롭게 뿌리를 내릴 수 있도록 넓은 마당에 심어주기로 한 것입니다.

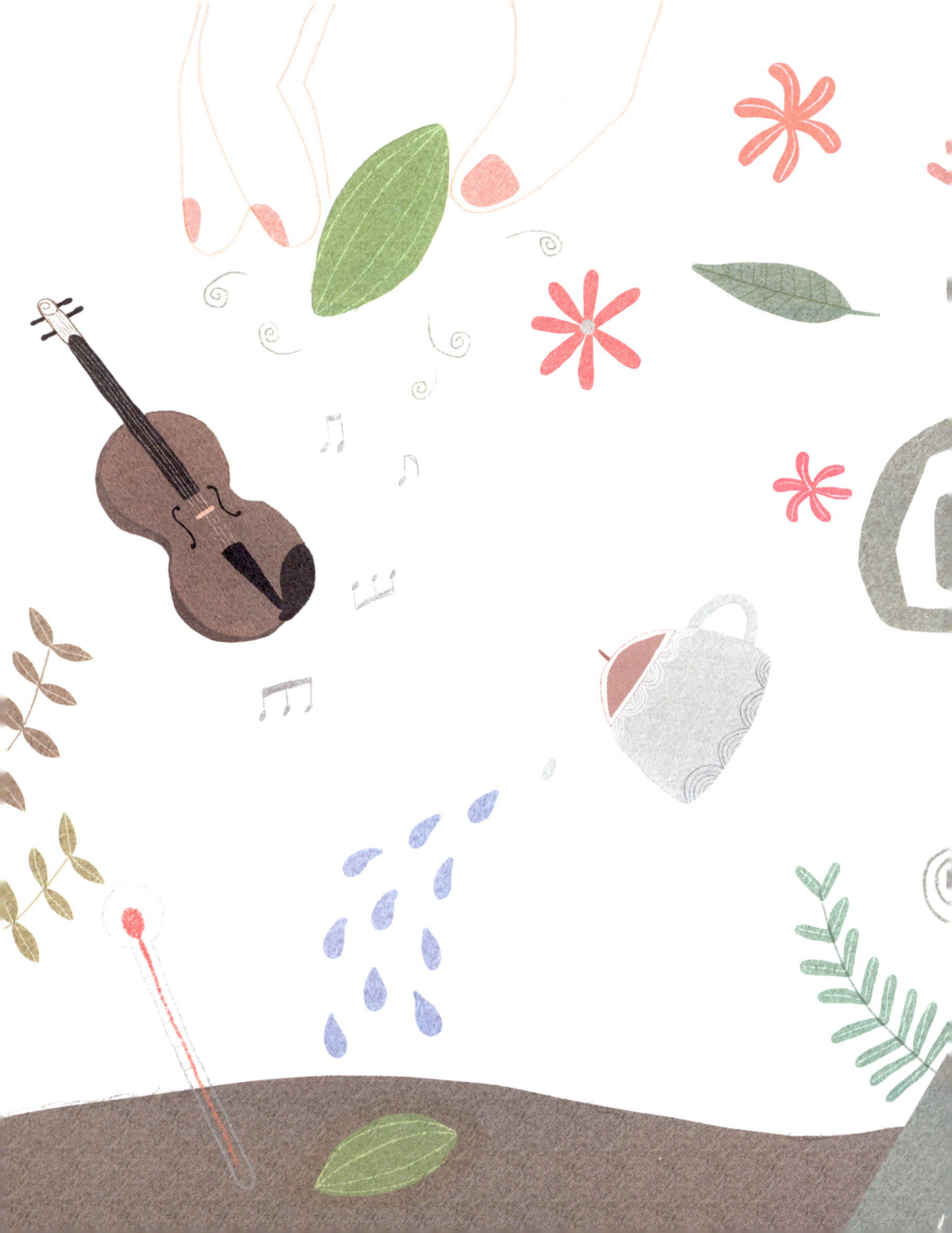

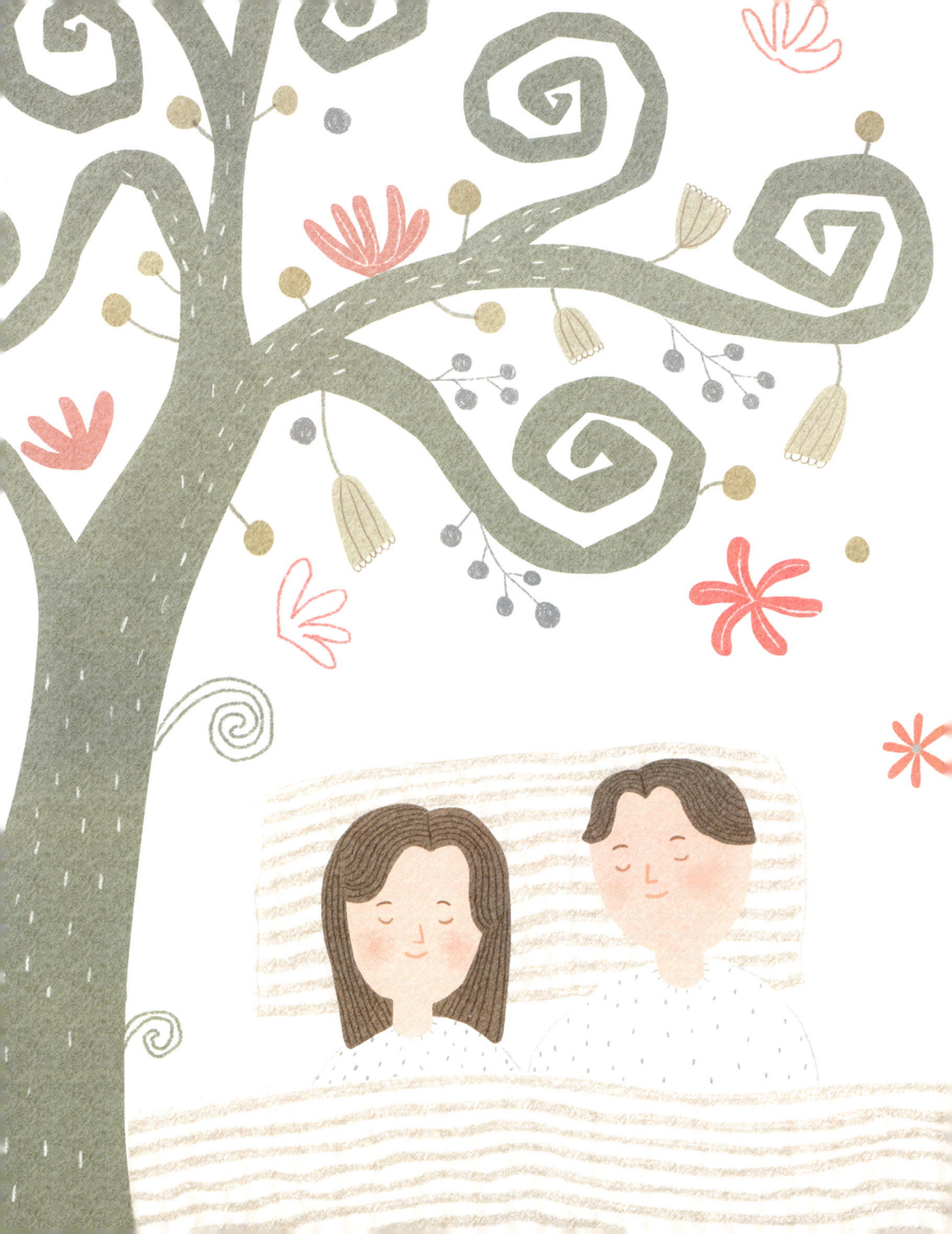

유리창을 통해 하늘을 바라보는 것보다는 직접 고개를 들어
하늘과 만나는 편이 세상을 한층 더 넓은 시야로 바라볼 수 있을 것이고,
매일 줄기와 잎을 부드럽게 어루만져주는 바람의 소중함을 깨닫게 되면
갑자기 차가운 바람이 불어와도 쉽게 놀라 쓰러지는 일은 없게 될 거라고요.
목마름을 촉촉하게 달래어주는 비가 내린 후에는
따뜻한 햇볕에 물에 젖은 잎사귀 보송보송 말리면서
하늘이 주는 고마움에 대해서 생각할 시간도 가지게 되겠죠.

씨앗이 싹을 틔우게 되면 마당에 옮겨 심어주자고 결심한 날,
엄마 아빠는 꿈을 꾸었습니다.
마당에 심은 씨앗이가 쑥쑥 자라 눈부시게 아름다운 꽃을

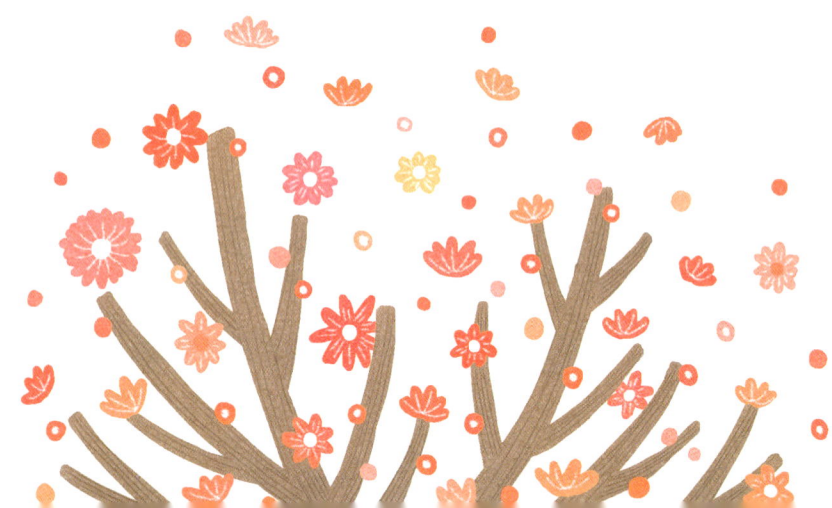

흐드러지게 피우고 주렁주렁 아름다운 열매까지 맺는 꿈이었습니다.
씨앗을 선물해준 신은 씨앗을 훌륭하게 키워낸
엄마와 아빠에게 큰 축복을 내리셨답니다.
앞으로 씨앗이 변하지 않고 쑥쑥 자랄 수 있도록
그리고 엄마 아빠의 사랑이 영원히 변치 않도록
우리 소중한 씨앗이 늘 아름다운 생각을 지니고 살아갈 수 있도록
행복으로 가득 찬 꿈나라를 선물해준 것입니다.
엄마 아빠의 소중한 씨앗은 사랑과 행복으로 가득 찬 꿈나라에서
매일 무럭무럭 자라나기 시작했답니다.

**아기와
태담
나누기**

사랑하는 아가야.
엄마 아빠는 앞으로 너를 만나기 위해
꾸준히 준비할 거란다.
신이 우리에게 소중한 너를 선물해 주신 만큼
그 큰 은혜에 보답하기 위해
우리는 소중한 너를 위해 계속 노력할 거야.

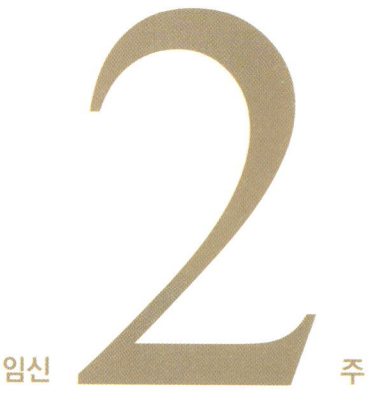

임신 **2** 주

어머니, 당신은
경이로운 존재입니다

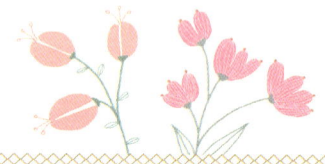

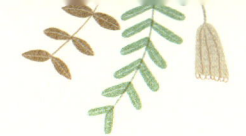

이 세상 모든 어머니는 위대하며 경이로운 존재입니다.
생명을 품는다는 것은 그만큼 신비로운 일입니다.
지금부터 생명을 품어낼 당신의 밭을 늘 기름지고 풍요롭게 가꿔보세요.
새 생명을 맞이할 만반의 준비를 끝냈다고 느낄 때
당신은 어느새 위대한 어머니, 아름다운 여신이 되어 있을 것입니다.

임신 2주차 가족에게 보내는 김성수 박사의 메시지

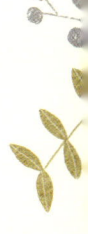

아기는요 아직 아기는 엄마의 몸속에 자리 잡지 않았습니다. 아기의 신경관, 혈관계, 순환계 같은 중요한 부위가 형성되기 위해 부지런히 세포분열이 일어나는 시기입니다.

엄마는요 앞으로 태어날 소중한 우리 아기를 위해서 엄마는 가까운 병원에서 우선 기본적인 검사를 받도록 하세요. 임신 전 풍진, 수두, 간염 등의 면역을 먼저 확인하고, 예방 주사 접종 후 한 달을 기다렸다가 임신하는 편이 좋습니다. 단, 간염은 임신 중에 예방 주사를 맞아도 상관없습니다. 이 외에도 전염병의 위험이나 당뇨, 혈압 등을 확인하세요. 엄마의 갑상선 기능에 문제가 있으면 태아의 뇌 성장에 영향을 주어 아기의 IQ가 낮아질 수도 있으니 유의하세요.

아빠는요 아빠도 가능하면 산부인과에 늘 동행하세요. 당신이 기울이는 관심만큼 아내 역시 임신의 기쁨을 더 크게 느낄 것입니다. 임신에 대한 책을 여러 권 사서 미리 공부해두는 것도 훌륭한 남편의 자세랍니다. 임신은 아내만의 일이 아니라는 사실을 늘 염두에 두고 아내에게 정성을 다하세요.

**아기와
태담
나누기**

아가야, '엄마'라는 말은 참 많은 의미를 담고 있단다.
한없이 넓고 포근해서 그 무엇이라도 따뜻하게 안아줄 수 있는 존재,
그것이 바로 '엄마'라는 존재이지.
신이 모든 곳에 있을 수 없기에 엄마를 만들었다고 해.
우리 아기를 품은 엄마 또한 신성함을 간직한 사람이 되고 싶구나.
아가야, 사실 엄마는 아직도 너를 품어 배가 부를 일,
또 네가 태어나는 그 순간의 경이로움을 상상조차 할 수가 없구나.
하지만 누군가의 엄마가 된다는 것이
얼마나 신비롭고 경이로운 일인가를 이제는 서서히 알 것 같아.

위대한 여신

인간이 최초의 신을 여성으로 표현했다는 사실을 아시나요?
구석기 시대에 등장했던 작은 조각상들을 살펴보면
생명의 탄생과 관련된 것들이 많답니다.
인간이 자연에서 발견한 최초의 이미지는 바로 '여성성'이었습니다.
고대인들이 생각한 세계는 어머니가 아이를 낳고 양육하는 방식으로
생성되고 유지되었기 때문입니다.
이처럼 고대인들이 생각하는 위대한 여신은

드넓은 우주를 생산하고 보호하는 자연과 같은 존재였습니다.

또한 어머니는 영원하고 무한한 생명의 상징이기도 했습니다.
원시인들은 어머니의 신비로운 능력을 기리기 위해
돌이나 뼈에 여성의 몸을 조각하고 그려 넣기도 했답니다.
어머니의 몸은 단순한 신체가 아닌
우리가 살아가는 세계이며 그 중심이기 때문이지요.

이처럼 원시인들은 영원한 생명의 원리를
'어머니의 몸'이라는 이미지를 통해 형상화했습니다.
구석기 시대 여성을 표현한 조각상들은
젖가슴과 엉덩이, 아랫배가 매우 강조되어 있답니다.
생명을 낳고 기를 수 있는 여성의 신비로운 육체에
경이로움을 표하기 위해서였지요.
또한 여성의 몸이 임신한 상태일 때
가장 아름답고 가장 신성하다고 생각했기 때문입니다.

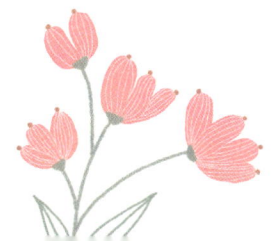
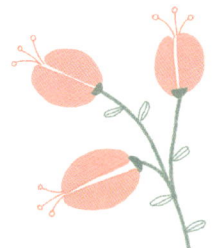

임신 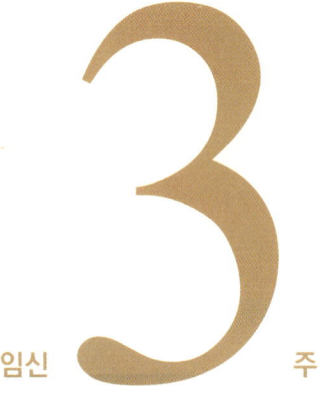 주

우리는 운명적으로
만났습니다

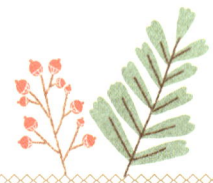

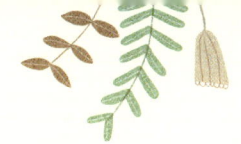

부부는 운명적으로 연결된 관계입니다. 운명적으로 사랑을 시작하고,
또 가정을 꾸렸습니다. 그리고 운명적으로 사랑의 결실을 잉태했습니다.
오늘은 남편과 함께 새로운 사랑의 맹세를 해보세요.
어떤 위기와 고난이 닥쳐도 운명적인 사랑으로 맺어진 우리 가족의
행복만큼은 꼭 지켜낼 거라고요.

임신 3주차 가족에게 보내는 김성수 박사의 메시지

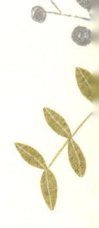

아기는요 소중한 우리 아기가 드디어 엄마의 몸에서 생명의 빛을 보이는 시기입니다. 수정란이 엄마의 자궁에 착상하고 왕성한 세포분열이 일어납니다. 임신 3주 말쯤이 되면 태아는 네 개의 아가미에 꼬리가 달린 올챙이처럼 보입니다. 아기는 이제 서서히 엄마의 몸에서 무럭무럭 자라날 준비를 하고 있답니다.

엄마는요 임신을 준비하는 엄마는 항상 아기를 임신했을 가능성을 염두에 두고 있어야 한답니다. 주사나 약을 복용할 때는 전문가와 상의하고 주의해야 합니다. 임신 초기에 유산기가 있어서 출혈이 있는 경우, 그것을 생리혈로 착각하고 종종 약을 먹는 경우가 있으니 주의하세요. 단, 임신 후 2주간은 몇 가지를 뺀 대부분의 약이 태아에 별다른 영향을 주지 않는답니다.

아빠는요 임신 중 가장 중요한 것은 바로 아내의 건강입니다. 아빠는 늘 곁에서 아내의 건강을 세심하게 챙기는 자상함을 보여주세요. 아내와 함께 공기 좋은 곳에서 다정히 산책을 하거나, 가벼운 운동이나 체조도 함께 해보세요. 아내와 아기의 건강은 물론 부부 사이도 더 따뜻해지겠죠?

**아기와
태담
나누기**

아가야, 사랑하는 아가야.
엄마는 늘 너를 주신 신께 감사하는 마음으로 하루하루를 살아간단다.
너를 만나기 전 사랑하는 나의 남편, 너의 아빠를 만난 것에도 늘 감사한단다.
우리 가족이 이렇게 만나게 된 것은 우연이 아닐 거야.
서로 헤어질 수 없는 운명적인 힘에 이끌렸기 때문이겠지.
신라 때부터 전해지는 설화에는 이처럼 운명적으로 다시 만나게 된
한 부부의 이야기가 나온단다.

연오랑과 세오녀 🔊

옛날 신라 땅 동해 바닷가 마을에 연오랑과 세오녀 부부가 살았습니다.
남편 연오랑은 가난하지만 부지런한 어부였고,
아내 세오녀는 베를 짜거나 밭을 일구면서
서로 의지하며 오순도순 정답게 살았답니다.

어느 날 연오랑은 해변을 거닐면서 낚시하기에 알맞은 곳을 찾다가
거북이 등처럼 생긴 바위 하나를 발견했습니다.

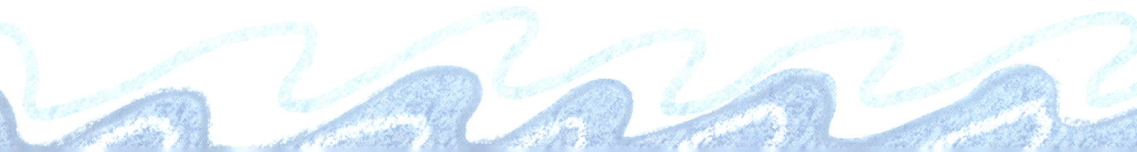

연오랑은 신발을 벗어두고 그 바위에 올라가 낚싯대를 드리웠습니다.
그런데 이상하게도 그날은 한참 동안 고기가 잡히지 않았답니다.

해가 중천에 떠 있을 무렵 연오랑은 갑자기 몸이 기우뚱
기울어지는 것을 느꼈습니다.
주위를 살펴보니 자신이 앉아 있던 거북이 등 모양의 바위가
바다로 두둥실 떠내려가고 있었습니다.
아차 하는 순간에 거북이 등 바위는 깊은 바다 한가운데까지 나와,
연오랑은 바위를 붙들고 앉아 있을 수밖에 없었답니다.
연오랑을 태운 바위는 계속해서 동쪽으로 동쪽으로 떠내려갔습니다.

한편 점심을 차려놓고 남편을 기다리던 세오녀는
아무리 기다려도 남편이 오지 않자 남편이 자주 가는 해변으로 나갔습니다.
남편을 찾아 헤매던 세오녀는 바위 아래 남편이 벗어둔 신발을 발견했습니다.
그 바위 역시 꼭 거북이 등처럼 생겼답니다.

세오녀는 혹시 바위 위로 올라가면 남편을 볼 수 있을까 해서
신발을 벗어두고 바위 위에 올라갔습니다.

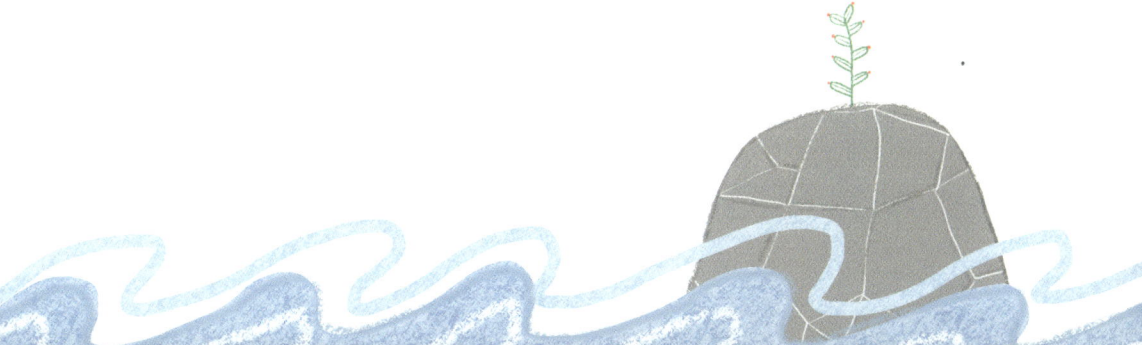

그런데 갑자기 세오녀를 태운 바위도 둥둥 떠내려가기 시작하는 게 아니겠어요.
세오녀를 태운 바위는 점점 빠른 속도로 동쪽으로 흘러갔습니다.

그 사이에 연오랑은 어떤 섬에 도착했습니다.
연오랑이 도착한 곳은 바로 일본의 서쪽 해안이었답니다.
당시 일본은 나라를 이루지 못하고 부락 단위의 싸움이 잦은 상태였어요.
그런 상황에서 바위를 타고 바다를 건너오는 연오랑을 발견한 일본 사람들은,
연오랑을 하늘에서 내려주신 왕으로 생각하여 그를 임금으로 삼았답니다.

일본 사람들의 간절한 부탁에 못 이겨 임금이 된 연오랑은 마음이 무거웠습니다.
신라에 두고 온 세오녀가 너무나 그리웠기 때문이었죠.
그러던 차에 세오녀를 태운 바위 역시 연오랑이 있는 일본에 도착하게 되었습니다.

연오랑을 모시고 있던 신하가 한 여인이 바위를 타고 도착했다는 보고를 올렸습니다.
놀란 연오랑이 어서 그 여인을 데리고 오라고 명령했습니다.
신하가 데려온 그 여인은 바로 세오녀였답니다.

다시 만나게 된 부부는 눈물을 흘리며 뜨거운 포옹을 했습니다.
설마 바위를 타고 바다를 건너
이렇게 다시 만나게 되리라고는 상상하지 못했기 때문이지요.

연오랑 세오녀 부부는 다시 한 번 결혼식을 올렸습니다.
왕이 된 연오랑처럼 세오녀도 이제 왕비가 되었지요.
일본 사람들은 바위를 타고 온 두 사람을 위해 잔치를 열고 축배를 들었답니다.

두 사람이 탄 바위가 어떤 이유로 동쪽 일본까지 흘러갔는지는
지금도 알 수 없지만 바다를 건너서까지 다시 만나는 인연을 보니
서로를 생각하는 지극한 마음을 아마 하늘도 알고 있었던 것이겠지요?

아기와 태담 나누기

아가야, 연오랑과 세오녀가 다시 만나게 되어 정말 다행이지?
그들이 다시 만날 수 있었던 이유는 아마도 그만큼 사랑했기 때문일 거야.
아가야, 설령 그럴 일은 없겠지만 혹시나 우리 가족이 헤어진다 하더라도
엄마는 우리가 다시 만날 것을 굳게 믿는단다.
서로를 사랑하는 마음이 지극하다면 반드시 다시 만날 수 있기 때문이지.

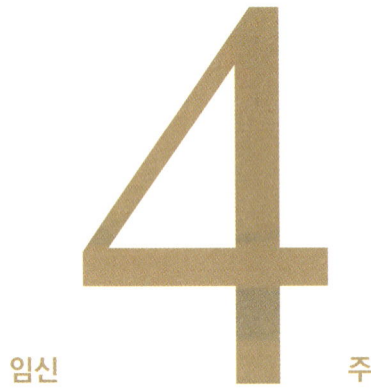

임신 4 주

세상 모든
별의 이야기

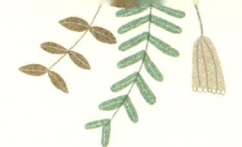

진심으로 축하드립니다. 당신은 이제 소중한 별을 품게 되었습니다. 당신의 별이 어떤 빛깔을 띠고 있는지, 또 얼마나 빛나는지 아직 그 누구도 알지 못합니다. 하늘에 반짝반짝 빛나는 별들의 아름다운 이야기를 당신만의 별에게 들려주세요. 그 별은 당신이 들려주는 이야기에 쫑긋 귀를 기울이며 어두운 밤하늘을 눈부시게 밝힐 것입니다.

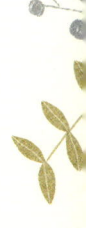

임신 4주차 가족에게 보내는 김성수 박사의 메시지

아기는요 소변 검사에서 임신이 확인되는 시기입니다. 초음파상 임신이 확인되는 시기는 5주부터이므로, 이 시기에 병원에서 아기집이 보이지 않는다고 해도 놀라지 마세요.

엄마는요 임신이 되면 월경 예정일에도 월경이 없고 기초 체온은 계속 고온 상태로 유지됩니다. 호르몬의 변화로 인해 가벼운 구토 증상을 느끼기도 하지요. 임신하셨나요? 진심으로 축하드립니다. 엄마가 될 마음의 준비를 시작하세요. 임신 중의 부부 관계는 전치 태반, 조기 진통 등의 증상이 없을 경우 임신 36주까지는 대부분 문제가 되지 않습니다. 그러나 유산이나 조산의 위험이 있는 경우, 혹은 이전 임신에서 유산이 있었던 경우는 피하도록 하세요.

아빠는요 아빠는 엄마와 함께 출산에 대한 계획을 차근차근 세워 보세요. 임신한 아내를 위해 함께 쇼핑도 하고, 밝고 환한 집안 분위기를 만들기 위해 인테리어에도 관심을 가져보세요. 커튼 하나라도 아내의 마음에 드는 것으로 바꾸자고 말해보면 아내는 생각지 못한 당신의 제안에 활짝 웃으며 기뻐할 거예요.

아기와 태담 나누기

아가야, 너의 고운 두 눈을 들어 하늘을 한번 바라보렴.
수많은 별들이 너를 향해 빛나는 눈을 깜박이고 있지?
별들은 서로 모여 별자리를 만들기도 한단다.
별자리가 다양한 만큼 별자리의 특징도 모두 제각각이지.
엄마는 우리 아기가 어떤 별자리를 타고날지 짐작하고 있지만,
우리 아기가 별자리마다의 좋은 점들만 쏙쏙 뽑아서 타고났으면 해.
그럼 엄마랑 함께 별자리 구경을 한번 해볼까?

별자리 산책 🔊

아가야, 저기 물병자리(1.20~2.18)를 좀 봐.
여러 신들의 지혜와 은혜를 입은 물병자리의 사람은
창조적인 면을 타고나서 아름다운 시를 쓰는 시인이 되기도 하고,
재미난 이야기를 쓰는 소설가가 되기도 한단다.

저기 보이는 물고기자리(2.19~3.20)의 사람은
풍부한 상상력을 지닌 탓에 재미있는 이야기로 사람들을 매료시킨다고 해.

또 굉장히 자유분방한 성격이라 창조적인 일에 흥미를 느낀단다.
아마도 물고기가 물속을 자유롭게 헤엄치기 때문인가 봐.

복슬복슬 예쁜 털을 자랑하는 양자리(3.21~4.20)의 사람은
알고 보면 정의의 사도란다.
정의감이 투철해서 약자를 도우며
이상을 향해 돌진하는 믿음직한 성격을 지니고 있지.

황소자리(4.21~5.20)의 사람은
생각이 깊고 굉장히 신중한 성격을 가졌단다.
그리고 사람들과 평화롭게 지낼 수 있는
온화한 성격을 지녔지.

귀여운 쌍둥이자리(5.21~6.21)의 사람은
지혜와 재치가 뛰어나서
어떤 자리에서나 사람들을 유쾌하게 만드는 재주가 있단다.

뒤뚱뒤뚱 옆으로만 기어가는 게자리(6.22~7.22)의 사람은
가족을 사랑하는 마음이 매우 깊단다.
마음이 굳고 성실하며 가정적인 성격을 지니고 있지.

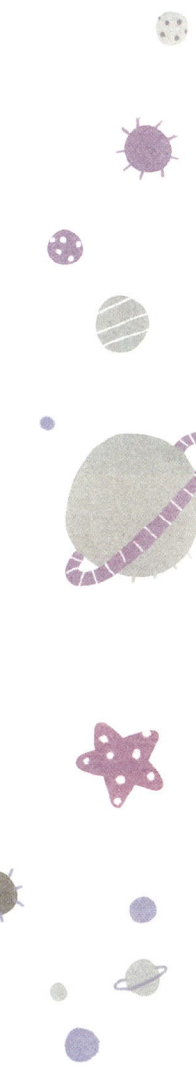

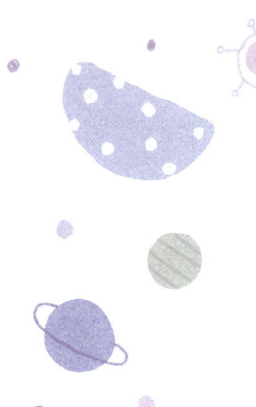

황금빛 갈기를 자랑하는 사자자리(7.23~8.22)의 사람은
멋진 갈기만큼이나 강한 개성을 지니고 있어
자신의 운명을 화려하게 만들어가는 재능을 지녔단다.

처녀자리(8.23~9.22)의 사람은
영원한 젊음과 청순함을 지니고 있지.
항상 꿈 많은 소녀처럼 감수성도 뛰어나고
결코 중도에서 포기하지 않는 의외의 추진력도 지니고 있단다.

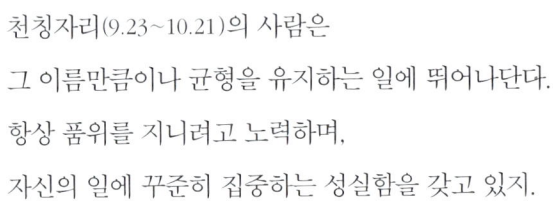

천칭자리(9.23~10.21)의 사람은
그 이름만큼이나 균형을 유지하는 일에 뛰어나단다.
항상 품위를 지니려고 노력하며,
자신의 일에 꾸준히 집중하는 성실함을 갖고 있지.

전갈자리(10.22~11.21)의 사람은
굉장한 집중력을 지니고 있단다.
때때로 놀라운 아이디어를 내서 사람들을 매혹시키기도 하지.

사수자리(11.22~12.21)의 사람은 늘 천진난만하단다.
또 결코 하찮은 것으로 고민하거나 과거의 상처에 연연하지 않아.

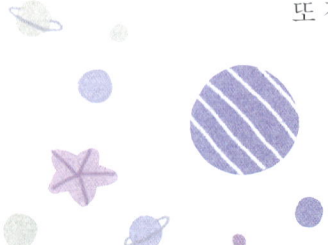

염소자리(12.22~1.19)의 사람은 목표를 위해 꾸준히 노력하고
결국 성취하고야 마는 끈기를 지녔어.
어떤 곤경도 참고 견뎌내는 인내심은 염소자리 최고의 자랑이란다.

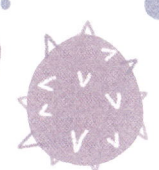

**아기와
태담
나누기**

우리 아기의 별자리는 과연 무엇이 될까?
우리 아기는 어떤 별자리 성격에 가장 가까울까?
아가야, 엄마와 함께 여러 별자리들을 구경하면서
별자리마다 각각의 매력과 개성이 있다는 걸 느꼈을 거야.
우리 아기가 타고나는 별자리도 아마 멋진 성격과 개성이 가득하겠지.
엄마는 정말 기대된단다.

임신 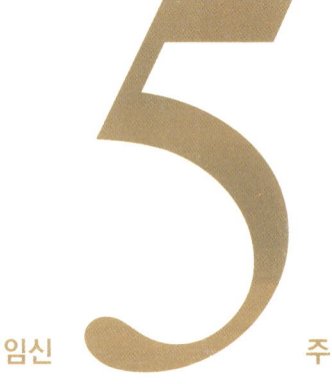 주

눈부신 가능성을
믿어보세요

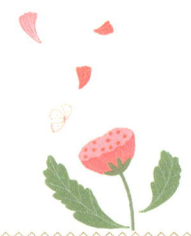

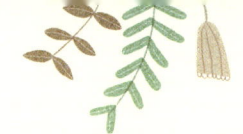

당신은 분명히 멋진 엄마가 될 수 있습니다.
남편 역시 당신 못지않은 훌륭한 아빠가 될 것입니다.
스스로와 남편의 가능성을 믿듯이 아기의 가능성도 일단 믿어보세요.
모든 긍정적인 가능성은 굳은 믿음에서부터 시작되니까요.
당신의 아이는 분명히 예쁘게 날갯짓 하는 나비처럼
멋진 가능성의 날개를 지니고 있을 거예요.

임신 5주차 가족에게 보내는 김성수 박사의 메시지

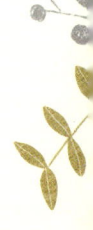

아기는요 이제 초음파 검사에서 아기집이 보이기 시작합니다. 하지만 아직까지 아기가 보이지는 않아요. 초음파 검사로 아기를 보려면 1~2주 더 기다려야 해요.

엄마는요 이 시기에 엄마는 기본적인 산전 검사와 당뇨 검사, 항체 검사와 함께 갑상선 호르몬 검사를 받아야 합니다. 10~12주까지 태아의 뇌 성장은 엄마의 갑상선 호르몬에 의지하기 때문이지요. 뇌 성장에 중요한 갑상선 호르몬에 문제가 있으면 태아의 뇌 성장에 부정적인 영향을 줄 수 있습니다. 임신 초기에 체중이 지나치게 늘면 임신중독증이나 임신성 당뇨의 발생 가능성이 높아지고, 제왕절개 수술의 가능성 역시 높아지니 주의하세요. 임신 5개월까지 체중은 한 달에 2~3kg 정도만 늘어나는 것이 적당합니다.

아빠는요 아내의 입덧이 시작됩니다. 아내가 메스꺼운 반응을 보이는 음식 냄새에 주의하고, 신선한 과일 등의 간식을 항상 준비해주세요. 레몬이나 식초 등의 신맛이 나는 음식과 차가운 음식이나 찬 음료는 입덧을 줄이는 데 효과적이니 잘 기억하세요. 임신 초기라 긴장해 있는 아내의 마음을 최대한 편안하게 해주고, 아내가 몸의 변화에 잘 적응할 수 있도록 따뜻하게 격려해주세요.

**아기와
태담
나누기**

우리 아기는 나중에 크면 무엇이 될까?

우리 예쁜 아기의 꿈은 무얼까?

나중에 네가 태어나서 새근새근 잠든 모습을 보며

엄마 아빠는 우리 아기가 무엇을 잘할지,

또 무엇을 좋아할지 행복하고 흐뭇한 상상을 할 거란다.

우리 아기가 무엇을 하든 엄마 아빠는 너의 눈부신 가능성을 믿는단다.

늘 우리 아기를 믿고 아낌없이 응원해줄 거야.

알의 꿈 🔊

엄마 나비는 눈부시게 푸른 알을 연둣빛 잎사귀 위에 조심스럽게 낳았습니다.
신비스러운 빛깔의 알 표면에는 그물 모양의 아름다운 무늬가 있었지요.

엄마 나비는 알만 남겨둔 채 어디론가 포르르 날아갔습니다.
알은 혼자 생각했습니다.
'나는 이렇게 혼자서 움직이지도 못하는데 엄마는 어디로 가버린 걸까?'
알은 잠자코 엄마 나비를 기다렸지만 엄마 나비는 다시 돌아오지 않았습니다.

그러는 동안 알의 껍데기는 점점 얇아졌습니다.
'아, 내 몸 어딘가가 이상해지는 것 같아.'

알의 표면은 점점 투명해졌고,
그 안에서는 작고 작은 애벌레가 꿈틀거렸습니다.
'아, 나는 이제 더 이상 알이 아니구나!'
작은 애벌레는 천천히 알의 껍데기를 뚫고 바깥세상으로 나왔습니다.

바깥세상은 생각보다 춥고 배고팠습니다.
애벌레는 자신이 빠져나온 알껍데기를 조금씩 먹으면서 기운을 되찾았습니다.
애벌레는 또 자신의 몸이 점점 변하는 것을 느꼈습니다.
몸이 조금씩 커지고 피부가 가렵기 시작하더니
어느새 허물이 벗겨지기 시작했습니다.

애벌레는 자기 자신이 혐오스러웠습니다.
'이렇게 징그럽게 허물을 계속 벗다니, 난 정말 아무 쓸모없는 벌레일 뿐이야.'
애벌레는 더 이상 어떻게 살아가야 할지 막막했습니다.
할 줄 아는 것도, 할 수 있는 것도 아무것도 없어 보였습니다.

애벌레는 정처 없이 헤매며 생각했습니다.

'왜 엄마는 나를 이렇게 버려두고 가버렸을까?
나에게는 엄마처럼 자유롭게 날 수 있는 날개도 없는데.'
애벌레는 엄마 나비가 원망스러웠습니다.
그러면서 울다 지쳐 잠들기를 여러 번,
마침내는 조용히 죽어갈 곳을 찾기 시작했습니다.

애벌레는 어두운 바위 아래로 들어가 몸을 바싹 붙였습니다.
'이곳에서 조용히 잠들면 아무도 나를 찾지 못하겠지.
이렇게 징그러운 모습으로 의미 없이 사느니 차라리 죽는 게 나아.'

애벌레는 조용히 눈을 감았습니다.
그리고 여러 날이 지났습니다.
어느새 애벌레의 몸은 딱딱하게 굳어 있었습니다.
알록달록하던 몸은 갈색으로 변해 있었고,
더 이상 움직이지 않고 소리도 내지 않았습니다.
불쌍한 애벌레는 아마 죽어버린 것 같았습니다.

계절이 바뀌고 겨울이 지나 봄이 왔습니다.
땅에는 파릇파릇한 풀이 돋고,
동네 꼬마들은 따뜻해진 날씨에 기뻐하며

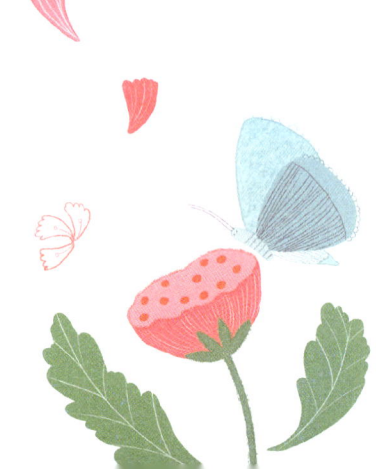

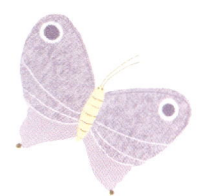

모두 뛰어나와 신나게 놀았습니다.

"야, 저기 봐. 예쁜 호랑나비야!"
한 아이가 하늘을 가리키며 소리쳤습니다.
"어디, 어디?"
다른 아이가 하늘을 바라보며 물었습니다.
크고 아름다운 날개를 자랑하던 호랑나비는 하늘 높이 날았습니다.

애벌레는 죽은 것이 아니었습니다.
슬픔과 고통의 시간을 버티고 번데기의 과정을 지나
엄마 나비처럼 아름다운 날개를 지닌 호랑나비가 된 것입니다.

**아기와
태담
나누기**

아가야, 우리는 자신이 지니고 있는 가능성을 쉽게 알 수 없단다.
비록 작은 애벌레는 지쳐 포기했지만
뒤늦게라도 자신에게 돋아난 날개를 발견하고
하늘 높이 멀리멀리 날아갈 수 있었잖니?
우리 아기도 마찬가지야.
결국에는 호랑나비가 된 그 작은 알처럼
엄마 아빠는 우리 아기에게도 크고 멋진 날개가 돋아날 거라고 믿는단다.

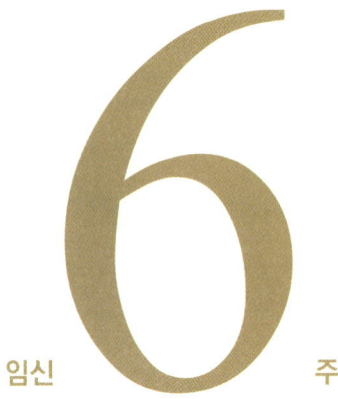

임신 6 주

가까운 곳에서
행복을 찾으세요

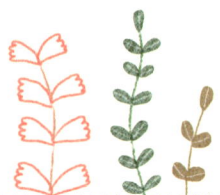

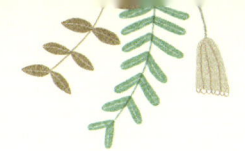

행복은 잘 보이지 않지만 늘 당신 가까운 곳에 있습니다.
당신은 아기의 존재를 점점 느끼기 시작할 것입니다.
불안해하거나 걱정할 필요는 전혀 없습니다.
당신의 변화를 자연스럽고 행복하게 받아들이세요.
당신을 사랑하고 행복하게 해줄 사람들이 곁에 있으니까요.

임신 6주차 가족에게 보내는 김성수 박사의 메시지

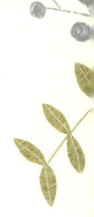

아기는요 이제 태아는 본격적으로 모습을 갖추기 시작합니다. 아직까지는 꼬리가 있지만 물갈퀴처럼 생긴 두 손과 두 발이 보이기 시작합니다. 얼굴도 서서히 제 모습을 갖추어가고 있어요. 곧 엄마 아빠를 바라볼 까만 두 눈과 귀여운 코, 예쁜 미소를 지을 입술도 생겨나겠죠?

엄마는요 입덧과 함께 유방의 통증도 느껴지고, 질 분비물이 증가하는 시기입니다. 신체적인 변화가 서서히 진행되는 시기이니 당황하지 마세요. 소화가 잘 안 되거나 전에는 없던 두통과 변비가 생기는 것도 임신 때문에 일어나는 자연스러운 현상입니다. 몸의 변화를 너무 민감하게 신경 쓰지 마세요. 우리 아기를 위해 모든 변화를 감사하게 받아들이세요.

아빠는요 아내에게는 지금이 출산 전 가장 힘든 시기일 수 있습니다. 몸이 급격히 변하고 있으니까요. 피곤하고 예민해진 아내가 신경질을 부리더라도 아내의 투정을 사랑스럽게 받아주는 것이 바로 아빠가 할 일이랍니다. 피곤한 아내를 위해 집안 청소에 솔선수범을 보이거나 사랑의 편지로 아내를 기쁘게 해주세요. 아내와 함께 태교 일기를 써보는 것은 어떨까요?

**아기와
태담
나누기**

아가야, 사랑과 행복은 눈에 직접 보이지 않는단다.
하지만 세상에는 아무리 자신의 처지가 불행하고 힘들어도
꿋꿋하게 자신의 행복을 개척해가는 사람들이 있단다.
우리가 어떻게 마음을 먹느냐에 따라 미처 발견하지 못했던 행복과 사랑을
찾을 수 있다는 것을 엄마가 지금부터 이야기해줄게.
사랑하는 우리 아가야, 때때로 엄마도 힘들고 슬플 때가 많지만
우리 아기를 만날 수 있을 거라는 희망과 기쁨으로 하루하루를 견뎌낼 수 있단다.
우리가 만나는 그날까지 엄마도 사랑과 행복을 가슴에 늘 품고 있을 거란다.

사랑의 의미 🔊

앞을 볼 수 없는 한 소녀가 정원에서 꽃 한 송이를 꺾어 선생님께 드렸습니다.
그때 선생님은 소녀의 손바닥에 글을 써주었습니다.
'나는 당신을 사랑합니다.'
소녀는 고개를 갸웃거렸습니다.
사랑이란 말을 이해하지 못했기 때문이죠.
선생님은 소녀의 손을 잡고 소녀의 가슴에
'사랑은 여기에 있습니다.'라는 글을 썼습니다.

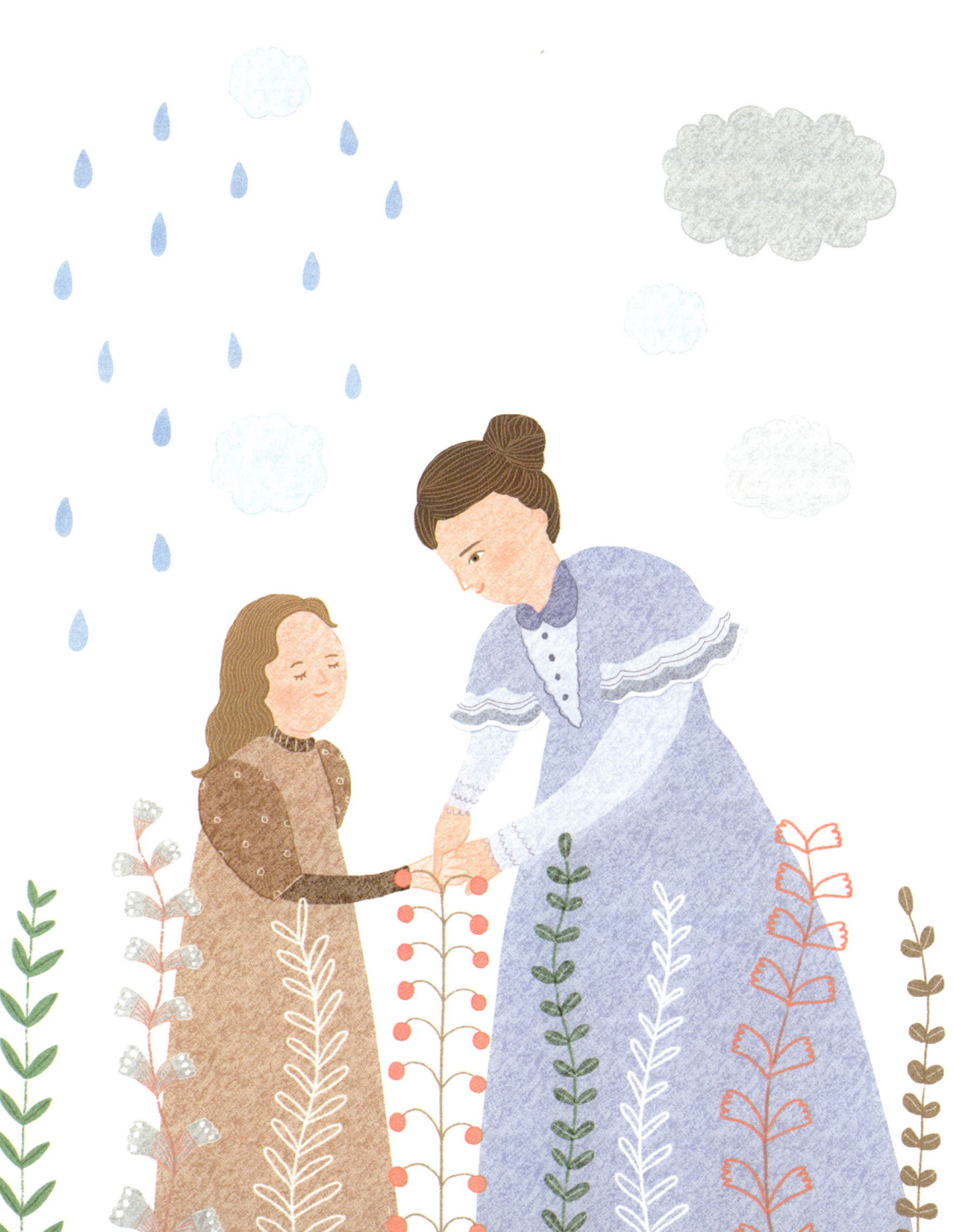

선생님은 소녀에게 사랑이라는 말을 마음으로 전하고 싶었습니다.

며칠 뒤, 아침부터 먹구름이 뒤덮여 매우 컴컴한 날이었습니다.
바람까지 불어 소녀의 집 안은 매우 고요하고 쓸쓸했습니다.
소녀는 비록 눈이 보이지는 않았지만 느낌으로 그 사실을 알 수 있었습니다.
늦은 오후에야 비로소 구름이 걷히고 햇살이 비치기 시작했습니다.

소녀는 기뻐하며 선생님께 물었습니다.
"선생님, 사랑이란 이런 건가요?"
선생님은 소녀의 손바닥에 무엇인가를 한참 동안 써내려갔습니다.
"사랑이란 태양이 나타나기 전 하늘에 떠 있는 구름과도 같단다.
구름은 비를 내리게 하지. 햇빛이 비친 후에 촉촉하게 비가 내리면
땅 위의 나무들과 꽃, 풀들은 더 싱싱하게 잘 자라게 된단다.
이제 사랑이 무엇인지 느껴지니?"
소녀는 고개를 끄덕였습니다.

"사랑은 구름과 같이 쉽게 손에 잡히지는 않지만,
그것으로 인해 우리가 행복해질 때 비로소 존재를 느낄 수 있는 것이란다.
사랑이 있어야 우리 모두 행복할 수 있단다."
소녀는 선생님의 가르침을 받아 사랑의 뜻을 깨닫게 되었고,

희망과 행복의 빛을 발견하게 되었답니다.

앞이 보이지 않고 귀가 들리지 않는 암흑 속에서
선생님의 따뜻한 손길로 세상의 이치를 깨닫게 된
그 소녀의 이름은 바로 '헬렌 켈러'랍니다.

신체의 장애를 극복하여 훗날 장애인들에게 큰 용기를 준
헬렌 켈러는 이렇게 말했습니다.
"태양을 볼 수 있는 사람은 행복하고,
볼 수 없는 사람은 불행한 것이 아닙니다.
중요한 것은 마음입니다.
마음속 빛을 잃지 않는 일입니다. 힘과 용기를 가지세요."

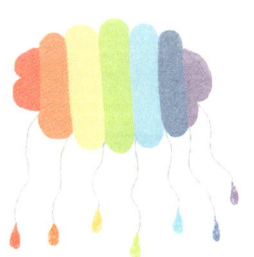

소년 우체국장

옛날 한 작은 마을에 우체국이 새로 생겼습니다.
하지만 처음 생기는 우체국이라 직원은 우체국장 한 사람뿐이었습니다.
우체국장 혼자서 모든 일을 다 처리해야 했으며 월급도 얼마 되지 않았습니다.
마을 사람들은 한 소년을 우체국장 자리에 앉혔습니다.
평소 정직하고 부지런한 그 소년의 성품을 믿었기 때문이었죠.

소년은 항상 배달할 편지를 모자 안에 넣고 다니다가
편지를 받을 사람을 길에서 만나면 꺼내주었답니다.
또 편지를 부치려는 사람을 만나도 자신의 모자 속에 그 편지를 담아갔습니다.

우체국장이 된 소년은 편지를 보내고 배달하는 일만 하는 것이 아니었습니다.
글을 읽지 못하는 사람들에게 편지를 대신 읽어주거나 써주기도 했습니다.
사실 우체국장의 일만으로는 먹고 살기에 빠듯했습니다.
하지만 소년은 조금도 귀찮아하지 않고 이런 부탁을 모두 들어주었습니다.

가슴 두근거리며 편지를 열어보는 사람들의 얼굴과
들뜬 마음으로 사랑하는 사람에게 편지를 보내는 사람들의 마음을
너무나 잘 알고 있었기 때문이죠.

비록 자신의 처지가 고달프다고 해도
조금이라도 다른 사람들의 행복과 사랑에 도움을 줄 수 있다면
무엇이든 해주고 싶었답니다.

훗날 그 소년은 미국의 대통령이 되었답니다.
누구나 평등하게 자유와 행복을 누릴 수 있는 세상을 만들기 위해 노력한
그의 이름은 '에이브러햄 링컨'입니다.

링컨은 이렇게 말했습니다.
"나는 어릴 때 가난 속에서 온갖 고생을 견뎌내며 살았습니다.
겨울이 되어도 팔꿈치가 나오는 헌 옷을 입었고,
발가락이 나오는 헌 구두를 신었습니다.
그러나 소년 시절의 고생은 용기와 희망과 근면을 배울 수 있는
하늘의 은총과 마찬가지였습니다.
성실 근면하며 자신의 일에 최선을 다한다는 정신만 있으면
우리는 반드시 큰 꿈을 이룰 수 있습니다."

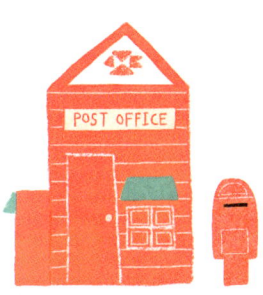

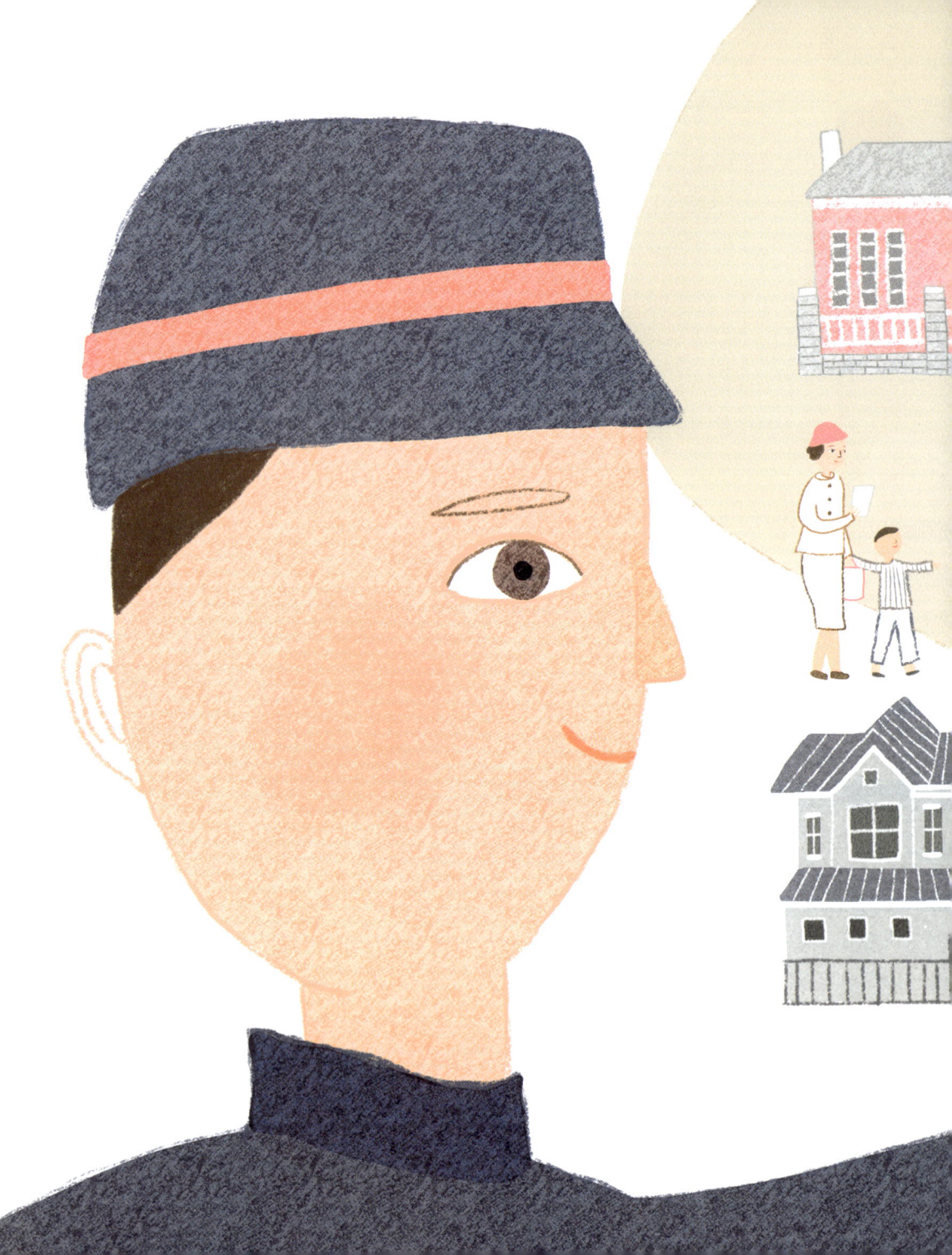

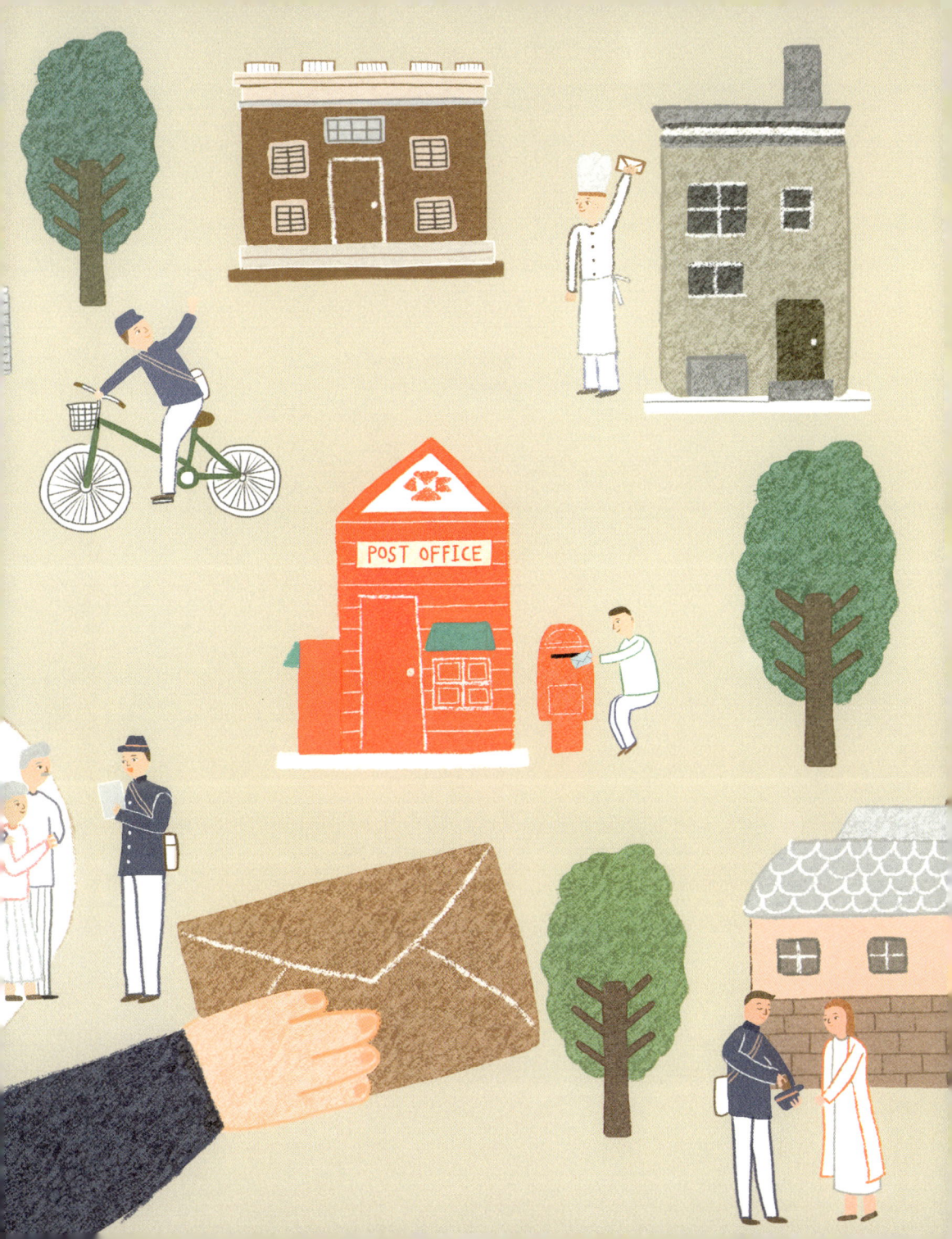

임신 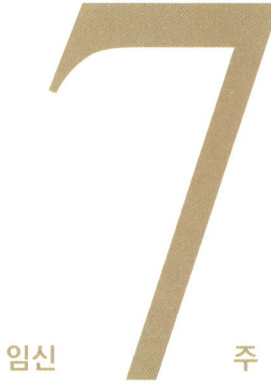 주

상상의 나래를
펼치세요

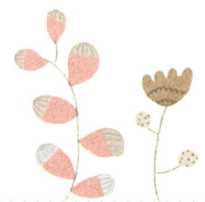

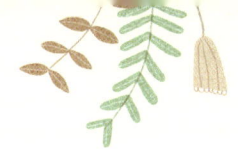

즐거운 상상은 우리를 행복하게 만듭니다.
엄마가 즐겁게 상상하면 태아도 엄마의 즐거운 기분을 그대로 느끼게 된답니다.
어릴 적 들었던 동화나 이야기를 당신의 상상대로 바꾸어보세요.
비극도 희극으로, 결말도 당신 마음 가는 대로 말이죠.
엄마의 상상력이 풍부해질수록 아가의 감성지수도 쑥쑥 올라간답니다.

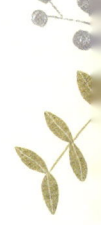

임신 7주차 가족에게 보내는 김성수 박사의 메시지

아기는요 태아가 초음파상 확인되는 시기입니다. 형태만 갖추고 있던 태아의 얼굴이 점차 섬세해지고 머리와 몸통이 구분되어 보입니다. 점차 엄마 아빠를 닮아 귀여운 얼굴을 가지게 되겠지요? 약하게 심장이 뛰는 것도 관찰됩니다.

엄마는요 임신 중 고온에 오래 노출될 경우 태아의 뇌에 좋지 않은 영향을 주기 때문에 사우나에서 오랜 시간 땀을 빼거나 온탕에 너무 오래 들어가 있는 것은 자제하세요. 이 시기에는 자궁이 커지면서 방광을 압박해 소변이 자주 마려울 수 있답니다. 만약 통증이 느껴지면 방광염도 의심해봐야 합니다. 임신 중에는 늘 방광염이나 질염이 발생하기 쉽다는 점을 알아두세요.

아빠는요 임신한 아내는 부부 관계를 꺼릴 수도 있으니 아내의 마음을 잘 이해해주세요. 또 임신 중에는 세균에 감염될 확률이 높기 때문에 늘 청결을 유지해야 합니다. 물론 임신 중에도 부부 관계는 가능하지만 유산의 가능성이 염려된다면 태아가 완전히 태내에 자리 잡을 때까지 미루는 편이 좋습니다.

아기와 태담 나누기

아가야, 엄마는 우리 아기에게 어떤 재미난 이야기를 들려줄까 매일 생각한단다.
우리 아기는 어떤 이야기를 좋아할까?
코가 쑥쑥 자라나는 귀여운 피노키오 이야기를 좋아할까?
일곱 난쟁이들과 함께 살아가는 백설공주 이야기를 좋아할까?
오늘은 엄마가 하늘을 훨훨 나는 피터팬의 이야기를 준비했단다.
엄마는 우리 아기가 상상력이 풍부한 사람이 되었으면 해.
하늘을 자유롭게 훨훨 날아다니는 피터팬처럼
늘 씩씩하고 활기차게 하루하루를 보냈으면 한단다.

엄마가 된 웬디 🔊

평소 이야기하기를 좋아하는 웬디는
오늘도 동생들에게 이야기를 들려주고 있었답니다.
이때 누군가 창문 밖에서 이야기를 엿듣고 있었어요.
바로 피터팬과 팅커벨이었죠.
피터팬은 웬디의 이야기가 너무 재미있어서 방 안으로 뛰어 들어왔어요.
웬디의 이야기를 더 가까이서 듣고 싶었기 때문이죠.
"넌 어디서 왔니?"

웬디는 이상한 옷차림을 한 피터팬을 보고 물었습니다.
"나는 피터팬이라고 해. 세월이 흘러도 어른이 되지 않는
어린이들이 사는 꿈의 섬에서 왔어."
웬디와 웬디의 동생들은 모두 꿈의 섬으로 가보고 싶었습니다.
"꿈의 섬에는 부모가 없는 불쌍한 아이들이 여섯 명이나 있단다.
웬디, 네가 그 아이들의 엄마가 되어주지 않겠니?"
웬디는 잠시 고민했지만 불쌍한 아이들에게
재미있는 이야기를 들려주고 싶은 마음에 승낙했답니다.
웬디는 부모님이 걱정하실까 봐 동생들은 집에 남겨두고
피터팬과 함께 꿈의 섬으로 떠나기로 했습니다.

팅커벨의 날개에서 떨어진 금가루를 뿌리자
웬디의 몸이 깃털처럼 가벼워졌답니다.
피터팬은 앞장서서 창문을 빠져나가고,
웬디도 뒤따라 창문을 빠져나왔습니다.
"누나, 잘 다녀와. 돌아오면 재미있는 이야기 또 많이 해줘야 해."
동생들은 피터팬과 함께 날아가는 웬디를 부러운 눈으로 바라보았답니다.

피터팬과 웬디는 한참을 날아 드디어 꿈의 섬에 도착했습니다.
피터팬은 아이들과 함께 사는 오두막으로 웬디를 데리고 갔습니다.

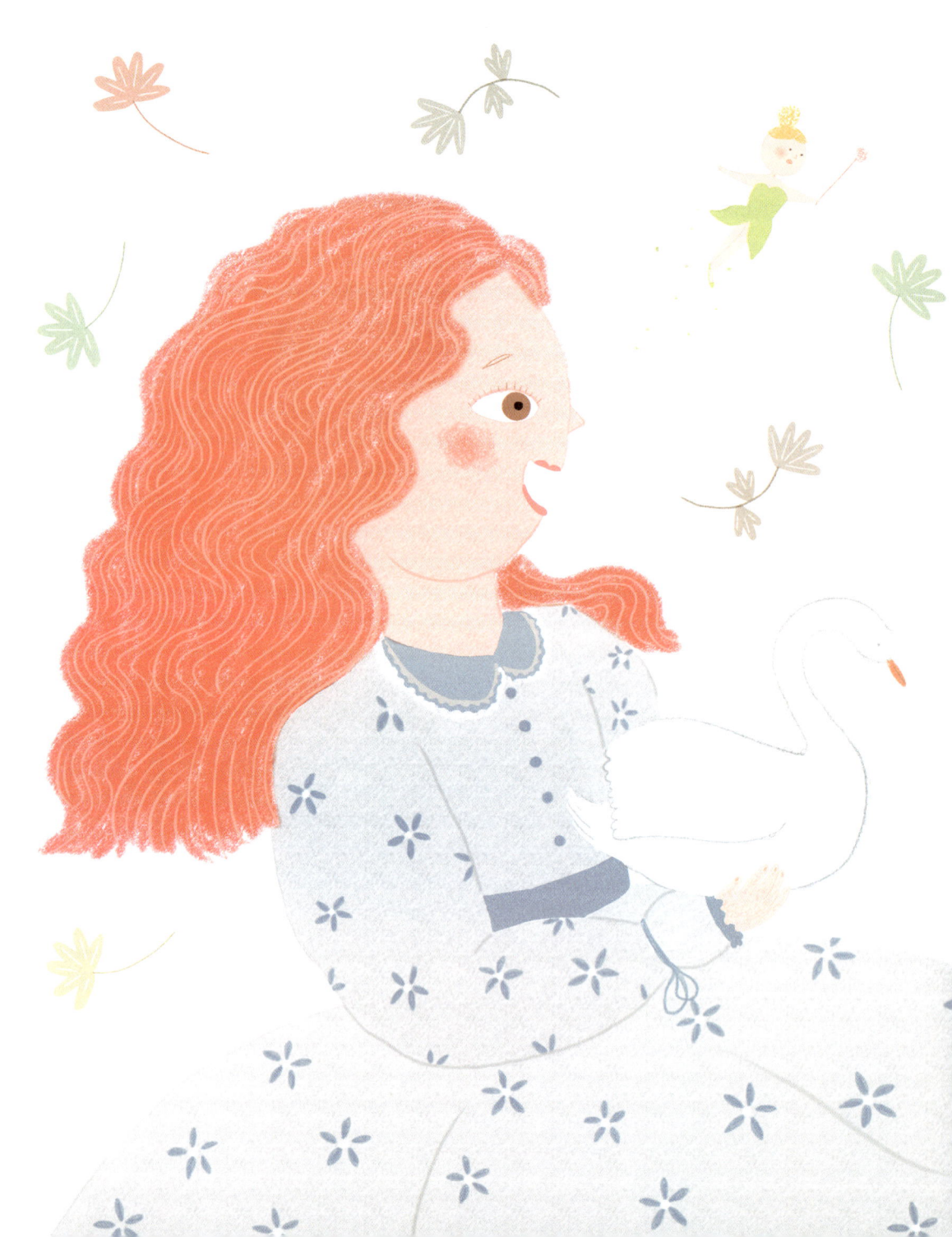

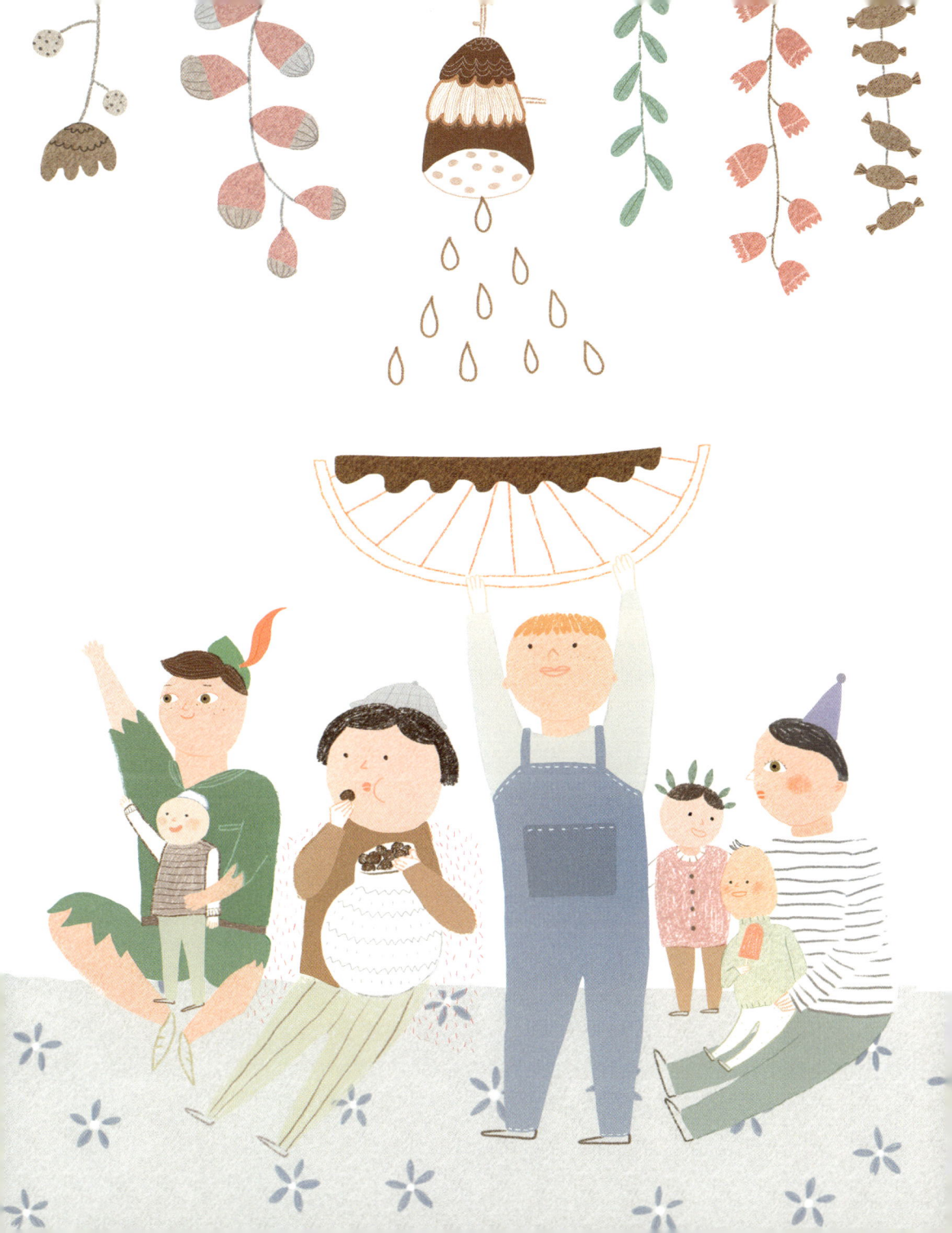

아이들은 웬디를 보자 매우 기뻐했어요.

오두막에는 여자아이가 없었거든요.

아이들은 다정하고 의젓해 보이는 웬디에게 엄마라고 불러도 되냐고 물었습니다.

"그럼, 이제 내가 너희들의 엄마가 되어줄게."

웬디도 착하고 귀여운 아이들을 보자 기뻤답니다.

피터팬과 아이들은 웬디를 위한 환영 파티를 열었습니다.

꿈의 섬에는 알록달록 예쁜 색을 가진 과일과 처음 보는 과자가 아주 많았습니다.

웬디는 아이들과 함께 맛있는 음식을 먹으며 재미있는 이야기를 들려주었습니다.

새엄마와 언니에게 구박을 받지만 결국 멋진 왕자님과 결혼하는 신데렐라 이야기,

못생긴 외모로 미움을 받지만 아름다운 백조가 되는 미운 오리 새끼 이야기,

하늘을 훨훨 나는 마법의 양탄자 이야기 등 웬디의 이야기는 끝이 없었답니다.

아이들은 웬디의 이야기에 정신이 팔려 시간이 가는 줄도 몰랐습니다.

"웬디, 집으로 돌아가지 말고 우리와 여기서 함께 지내는 게 어때?"

피터팬은 웬디에게 물었습니다.

웬디가 집으로 돌아가게 되면 피터팬과 아이들 모두가 슬퍼질 게 분명했습니다.

처음에는 웬디를 시샘했던 팅커벨조차 웬디와 함께 지내길 바란다는 뜻으로

팔랑팔랑 금빛 가루를 날리며 날개를 떨었습니다.

웬디는 망설였어요.

집으로 돌아가지 않으면 동생들과 부모님이 걱정하시기 때문이죠.
하지만 곧 좋은 생각이 떠올랐습니다.
웬디는 보름에 한 번씩 꿈의 섬을 방문하기로 약속했습니다.
보름달이 까만 하늘을 밝히는 날 밤이면
팅커벨과 피터팬이 웬디네 집으로 찾아오기로요.
웬디는 다음엔 동생들과 함께 꿈의 섬을 찾겠노라고 약속했답니다.
아이들과 동생들은 아마 좋은 친구가 될 수 있겠지요.
"엄마, 다음번에도 재미있는 이야기 많이 해줘야 해. 알았지? 약속!"
아이들은 웬디 엄마와 헤어지는 것이 싫었지만
다음번에 만나기로 굳게 약속한 후 웬디를 보내주었습니다.

웬디는 다시 훨훨 날아 집에 도착했습니다.
동생들과 부모님은 돌아온 웬디를 보고 기뻐했습니다.
웬디를 데려다 준 뒤 커튼 뒤에 숨어 있던 피터팬은
다시 데리러 온다는 약속의 의미로 자신의 그림자를 맡겨두고 갔답니다.
웬디는 꿈의 섬에 대해서 몹시 궁금해하는 동생들을 위해
이야기 꾸러미를 풀어놓기 시작했습니다.
동생들은 모두 눈을 빛내며 이야기를 듣기 시작했지요.

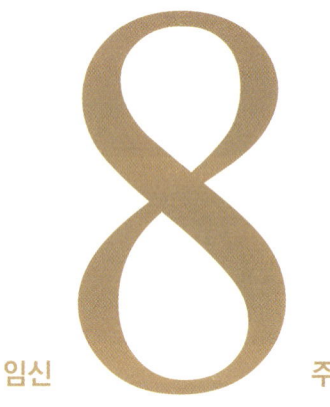

임신 8 주

자신만의 아름다운
색깔을 찾으세요

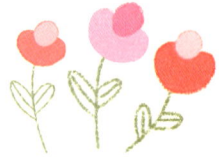

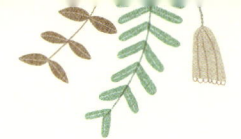

당신은 어떤 부모가 되고 싶은가요?
당신이 '엄마'라는 단어에 익숙해지고, 남편이 '아빠'라는 단어에 익숙해질 때 어떤 엄마 아빠가 되어 있을지 한번 생각해보세요.
아이는 부모의 색깔인 '개성'을 그대로 물려받는답니다.
당신이 평소에 어떤 색깔을 가지고 있는지 곰곰이 생각해보세요.

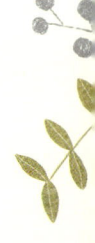

임신 8주차 가족에게 보내는 김성수 박사의 메시지

아기는요 태아의 힘찬 심장 박동이 초음파상 확인되는 시기입니다. 두근두근, 우리 아기의 심장 소리가 느껴지나요? 지난주보다 크기도 두 배 이상 커져 엄지손톱만 한 길이가 되었습니다. 팔다리도 이제 확실하게 구분이 되지요. 아직 피부는 투명해서 혈관이 선명하게 보인답니다.

엄마는요 이 시기에는 배에 가스가 자주 차면서 배가 팽팽해지는 느낌이 듭니다. 또 태아에게 영양과 산소를 공급하기 위해 엄마 몸의 신진대사가 활발해지므로 피부 트러블도 생기기 쉽지요. 임신 중에는 햇빛을 받으면 평소보다 기미 등의 색소침착이 심해지므로 외출할 때는 자외선 차단제를 꼭 바르고 모자를 준비하세요.

아빠는요 임신 초기는 유산이 가장 걱정되는 시기입니다. 아내가 갑자기 놀라는 일이 없도록 과도한 장난을 치는 등의 경솔한 행동은 자제하세요. 늘 편안한 분위기를 조성하도록 애쓰고, 아내의 허리와 배에 무리가 가는 일은 절대 하지 못하도록 하세요. 무거운 물건은 항상 아빠가 나서서 처리해야겠죠? 함께 장을 보러 갔을 때 아내 대신 짐을 들어주는 것은 기본 중의 기본입니다.

**아기와
태담
나누기**

아가야, 사람은 누구나 자신만의 색깔을 가지고 살아간단다.
그 색깔은 사람의 성격이나 생김새, 느낌 등 여러 가지를 나타내지.
하지만 세상 모든 색깔은 나름대로 다 아름답단다.
한 사람 한 사람의 가치가 모두 소중하기 때문이지.
엄마는 우리 아기가 어떤 색깔을 가지고 태어날지 아직 알지 못하지만
그 어떤 색깔이든 분명히 무척 아름다울 거라고 생각해.

무지개 나라

옛날에 무지개들만 모여 사는 나라가 있었습니다.
비가 주룩주룩 내리고 난 뒤에 하늘에 생기는 무지개,
하얀 백설기에 알록달록 색을 입힌 무지개떡,
아이들이 좋아하는 무지개 색깔의 지우개 등
무지개라고 불리는 모든 음식과 물건들이 모여 사는 신기한 곳이었지요.

빨주노초파남보 일곱 가지 색깔의 무지개 친구들은 늘 사이가 좋았어요.

모두 다른 색깔이었지만
서로가 얼마나 소중한지 알고 있었기 때문이죠.
한 가지 색깔만 빠져도 무지개라는 이름을 얻을 수 없으니까요.
그러던 어느 날 보라가 빨강에게 투정을 부렸어요.
보라는 빨강에게 불평불만을 늘어놓기 시작했습니다.
"왜 너만 항상 무지개의 가장 앞자리를 차지하는 거지?
내가 너보다 못한 게 뭐냐고?
왜 나는 매일 끝자리에만 있어야 하는 거야?"

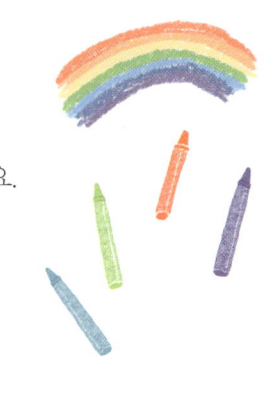

사실 빨강도 왜 자기가 늘 앞자리에만 앉아 있는지 잘 몰랐어요.
무지개는 원래부터 빨주노초파남보 순서대로 만들어진 것이니까요.
"그렇게 불만이라면 네가 내 자리에 와서 앉으렴."
빨강은 토라져 있는 보라에게 선뜻 자신의 자리를 내주었답니다.
보라는 신이 나서 얼른 빨강의 자리에 앉았습니다.
그런데 보라가 주황색 옆에 가서 앉자
주황색은 어쩐지 어색한 생각이 들었어요.
자기 색깔이 이전보다 탁해진 느낌이었답니다.

빨강 옆에 앉은 남색도 그런 기분을 느끼기는 마찬가지였어요.
보라 옆에 있을 때는 약간 어둡지만 고상하고 은은한 느낌이 들었는데 빨강이 옆으로 오자마자 촌스러운 색깔로 느껴지지 뭐예요.
사실 신이 나서 첫째 자리에 앉았던 보라도
그런 기분을 느꼈습니다.
본래 자기 자리에 있을 때 자기 색깔이
가장 빛나 보인다는 사실을 비로소 깨닫게 된 거죠.

보라는 빨강에게 자신의 경솔함을 사과했습니다.
빨강은 기분 좋게 보라의 사과를 받아들였답니다.

보라는 다시 남색의 옆자리로 돌아갔고,
빨강은 예전처럼 주황의 옆자리에 앉았습니다.
빨주노초파남보 무지개 색깔이 조화롭게 공존하자
무지개 마을은 다시 평온을 되찾게 되었답니다.

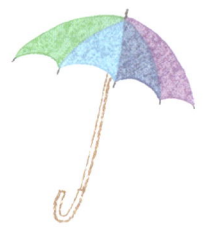

아기와 태담 나누기

아가야, 각자가 자연스럽게 자신의 색깔을 찾아가며 생활할 때
세상은 아름답게 공존할 수 있단다.
언젠가 네가 너만의 아름다운 색깔을 찾아
세상 속에서 조화롭게 공존한다면
엄마 아빠는 그 모습을 보고 정말 기뻐할 거야.

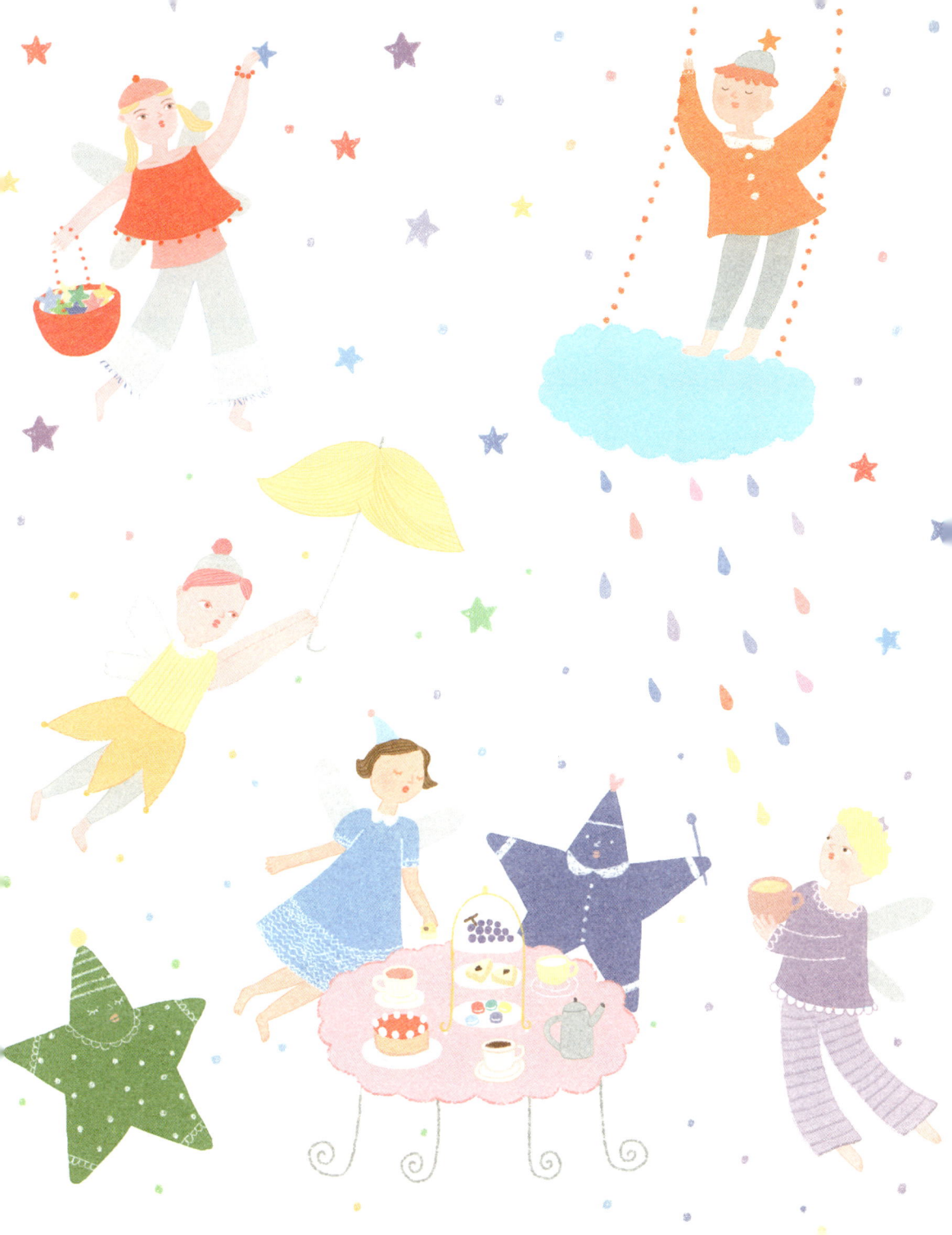

임신 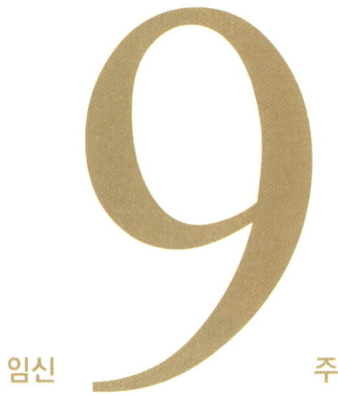 주

사랑에는
책임이 따릅니다

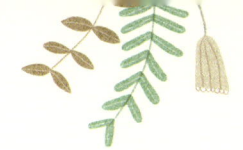

진정한 사랑은 말만으로 충분하지 않습니다.
서로를 아끼는 마음이 행동으로 이어지고, 서로 간의 믿음과 신뢰가
꾸준히 이어질 때 비로소 진정한 사랑이 가능해집니다.
간혹 짜증나고 힘든 시기가 있더라도 당신과 남편이 부부가 되었던
그 행복한 순간을 돌이켜 보세요. 그리고 둘이서 행복하게
속삭였던 사랑의 맹세를 떠올려보세요.

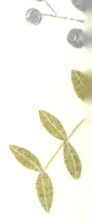

임신 9주차 가족에게 보내는 김성수 박사의 메시지

아기는요 머리와 몸이 구별되고 팔다리가 자라기 시작합니다. 비로소 엄마 아빠의 귀여운 아기로서 모습을 서서히 갖추어가고 있는 것이죠. 꼬리가 없어지고, 등이 곧아지며, 다리는 허벅지 종아리 발로 구분됩니다. 또 얼굴 근육도 점차 발달하기 시작합니다.

엄마는요 점점 배가 불러오면서 다리가 저리기도 하고 허리가 자주 아프기도 합니다. 만약 통증과 함께 출혈이 있으면 바로 병원으로 가야 합니다. 또 임신 3개월에 이르면 유방이 커지고 통증이 느껴지기도 하는데, 이는 임신 중 호르몬에 의한 자연스러운 현상이므로 크게 걱정할 필요는 없습니다.

아빠는요 지금까지도 잘해왔지만 이제부터는 본격적으로 아내를 지켜내는 슈퍼맨이 될 각오를 하세요. 평소 아내가 찜질방이나 사우나를 좋아했다면 자주 가지 못하도록 하세요. 임신 중 고온에 오래 노출되는 경우 태아의 뇌에 영향을 줄 수 있습니다. 또 아내가 유해한 전자파에 노출되지 않도록 늘 조심시키세요. 전자레인지를 이용한 요리는 되도록 남편이 하는 게 좋겠죠?

**아기와
태담
나누기**

아가야, 세상에는 아주 많은 사랑이 있단다.
사람들은 사랑에 빠져 결혼을 하고, 또 아이를 갖기도 하지.
엄마 아빠도 마찬가지였단다.
그런데 살다 보니 사랑은 순간적인 감정만으로 이루어지는 것이 아니더구나.
서로 간의 믿음과 신뢰가 꾸준히 이어질 때 비로소 진정한 사랑이 가능하다는 걸
엄마는 이제야 알 것 같구나.

아빠의 약속

결혼하기 전에 아빠는 엄마에게 약속했단다.
엄마의 발에 흙이 묻지 않도록, 손에 물 한 방울 묻지 않도록
모든 일은 자기가 도맡아 하겠다며
엄마를 늘 왕비처럼 모시겠다고 말했지.
그런데 결혼한 후에 아빠는 엄마를 왕비로 모시는 멋진 왕이 아니라
매일매일 투정을 부리는 떼쟁이 어린 왕자님이 되었지 뭐니.
일주일 동안 서로 번갈아가며 청소며 설거지며 빨래를 하자던 아빠는

퇴근 후에 늘 양말만 벗어놓고 곯아떨어졌고,
엄마 역시 일하느라 피곤했지만
결국 혼자 세탁기를 돌리고 빨래를 널기 일쑤였단다.
늘 함께 출근하지만 엄마가 먼저 일어나 힘들게 준비한 아침 밥상에서
아빠가 반찬 투정을 할 때는 얼마나 속상하던지,
하루 종일 서운한 마음이 가시지 않을 때도 많았단다.

아빠는 뒤늦게 미안한 생각이 들었는지,
하루는 일찍 퇴근해 저녁밥을 차려놓고 엄마를 기다리고 있었단다.
요리를 못하는 아빠가 준비한 설익은 밥과 짠 찌개를 맛보면서
엄마는 마음 속으로 얼마나 웃었던지…….
미웠던 마음은 모두 사라지고 아빠가 정말 귀엽게 느껴졌어.

엄마도 결혼하기 전에는 아빠를 완벽한 사람이라고 생각했단다.
아마 아빠도 엄마를 그렇게 생각했을지 몰라.
엄마가 아빠를 백마 탄 왕자님이라고 생각했듯이
아빠도 엄마를 보석으로 지은 궁전에 사는
아름다운 공주님이라고 생각했을지도 모르지.
하지만 결혼이라는 게 그렇게 간단한 문제는 아니더구나.
아무리 사랑한다고 해도 그 사랑이 계속 이어지기 위해서는

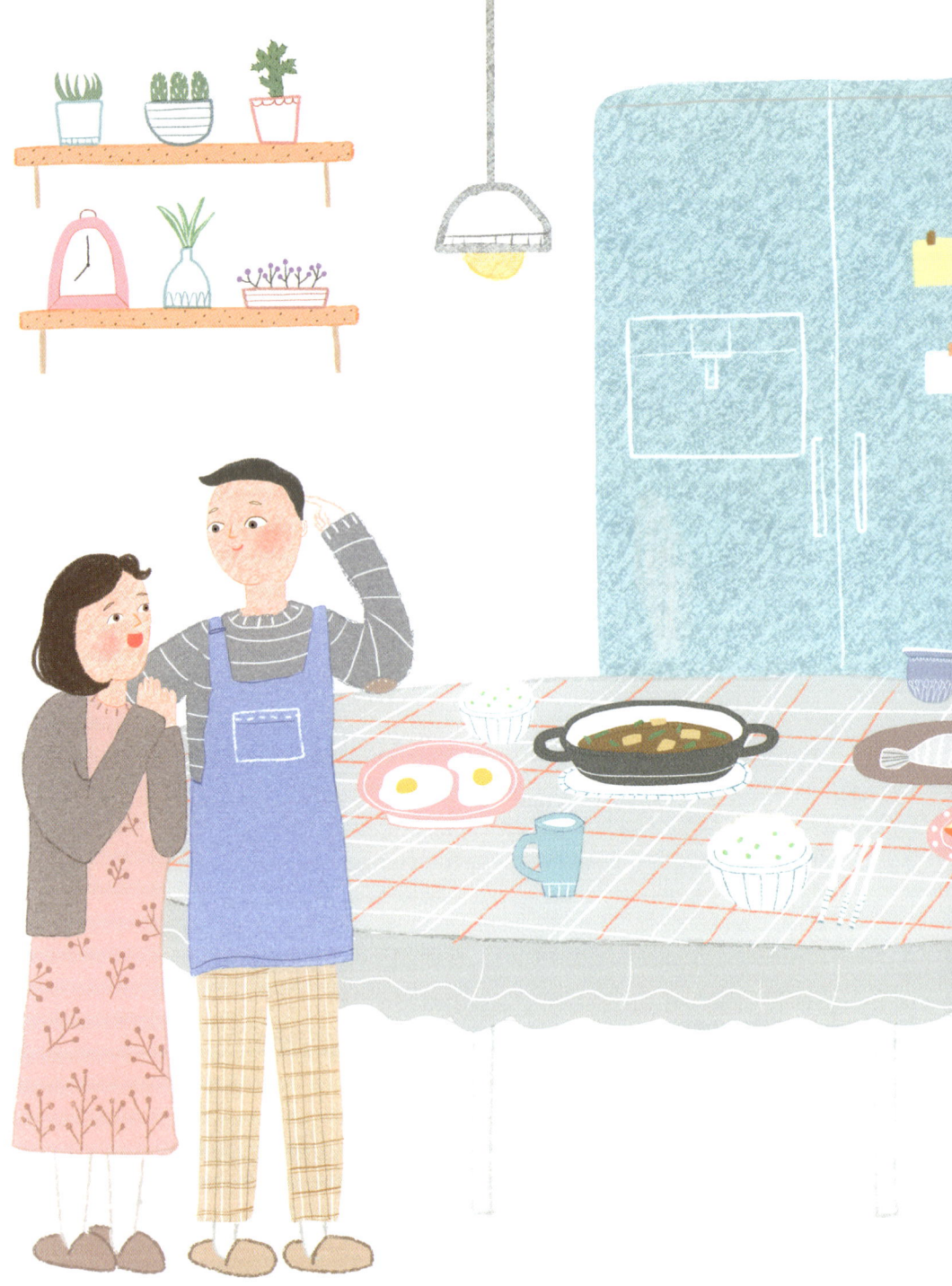

서로가 끊임없이 노력해야 하니까 말이야.

아무리 화가 나도 조금은 참아야 하고,

아무리 슬픈 일이 있어도 혼자 슬퍼하기보다는

서로를 위로해주는 것이 진정한 부부 사이라는 생각이 드는구나.

아기와 태담 나누기

아가야, 사랑은 순간적인 감정으로 유지되는 것이 아니라

지속적인 신뢰가 있어야 가능한 거란다.

서로 맞추어 살아가는 게 진정한 관계라고 생각해.

엄마는 우리 아기가 태어나면 엄마 아빠가 어떻게 오순도순 지내는지

너에게 우리의 자연스러운 모습을 보여주고 싶구나.

물론 때로는 다투기도 하겠지만 말이야.

아가야, 세상에 그림처럼 아름답고 완벽한 부부는 없어.

하지만 엄마 아빠의 사랑은 세상 어떤 부부도 부럽지 않단다.

아가야, 사랑하는 아가야.

진정한 사랑은 감정이 앞서기보다는

끈끈하게 이어지는 신뢰가 있어야 비로소 가능하단다.

엄마는 우리 가족의 이 운명적인 관계가 언제까지나 이어졌으면 좋겠어.

엄마 아빠가 영원히 서로를 사랑하는 것처럼 말이야.

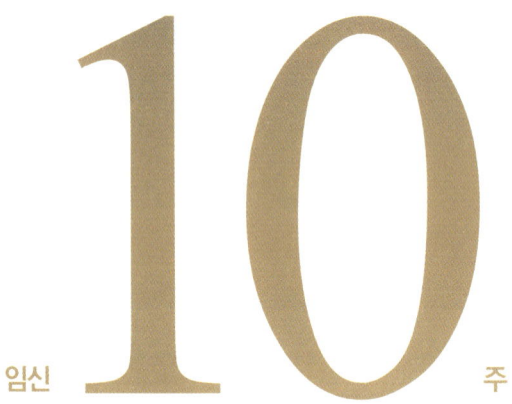

임신 **10** 주

변하지 않는 서로의 사랑을
확인하세요

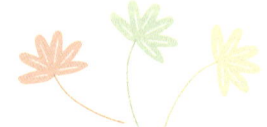

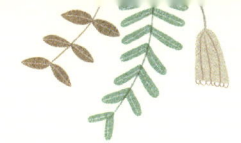

사랑은 적절히 표현할 때 더 깊어집니다.
평소 남편에게 섭섭했던 일이 있었다면 망설이지 말고 대화로 풀어가세요.
섭섭했던 일이 쌓이고 쌓이면 변함없을 것만 같던 사랑도 퇴색될 수 있으니까요.
지금까지는 부끄러워 말하지 못했던 사랑의 감정들도 아낌없이 표현해보세요.
뜻밖의 고백이 서로의 사랑을 더 단단하게 이어줄 거예요.

임신 10주차 가족에게 보내는 김성수 박사의 메시지

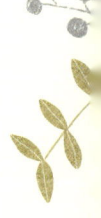

아기는요 이 시기에는 유산 위험이 조금씩 줄어듭니다. 태아는 태반에 연결되어 있는 탯줄로 부지런히 양분을 흡수하며 엄마 배 속에서 서서히 움직이기 시작합니다. 아직 태동은 느낄 수 없지만 엄마는 아기의 움직임에 마음을 집중하세요. 우리 아기가 엄마가 먹는 음식을 그대로 먹고, 엄마의 기분을 그대로 느낄 수 있다는 사실도 늘 기억하세요.

엄마는요 엄마의 기분은 태아에게 그대로 전달되니 점점 변해가는 몸에 적응하면서 편안한 마음을 가질 수 있도록 노력하세요. 임신 중에는 장운동이 감소하여 변비가 생기기 쉬우므로 늘 물을 충분히 섭취하고 섬유질이 풍부한 채소와 유산균 음료를 즐겨 드세요. 규칙적인 운동도 도움이 됩니다. 만약 심한 변비가 생기면 병원에서 약을 처방받을 수도 있습니다.

아빠는요 평소 아내가 먹고 싶어 하는 음식이 있으면 잘 챙겨주세요. 평범한 군고구마도 남편이 호호 불어 잘 까서 입에 넣어주면 훨씬 달콤하게 느껴지겠죠? 임신 중인 아내가 불안한 마음을 갖지 않도록 당신의 사랑을 마음껏 표현해주세요. 고기나 어류를 먹을 때는 식중독의 위험이 없도록 잘 익혀서 먹어야 합니다. 참, 입덧하는 아내를 위해 냉장고 청소도 잊지 마세요!

**아기와
태담
나누기**

아가야, 오늘은 아빠가 엄마에게 사랑의 고백을 들려주겠대.
새삼스럽기도 하고 쑥스럽기도 하지만 사랑은 서로 표현할 때 더욱 깊어진단다.
자, 이제 아빠의 고백을 함께 들어보자.

돌쇠의 고백

사랑하는 내 당신
둘도 없는 내 당신
내 말투 간지럽다 웃지 말고 내 말 한번 들어주오.

나는 사실 꽃 같은 당신 손발, 매일매일 향기로운 물 길어
마냥 정성껏 씻겨주고 싶은 돌쇠라오.
게으르고 서툴러 청소 한번 속 시원히 못하지만,
늘 당신 앞마당을 쓸어주고 싶은 영원한 마당쇠라오.

임신하고 통통 부은 얼굴 속상하다 투덜대는 당신의 고 귀여운 두 볼
내 두 손 싹싹 비벼 늘 따뜻하게 데워주고만 싶다오.

당신과 결혼하기 전날 밤
나는 가슴이 설레어 제대로 잠을 자지도 못했다오.
축가 울려 퍼지는 식장에서 드레스 입은 눈부신 당신을 보았을 때
금테 두른 듯 빛나는 당신 얼굴에 숨이 턱턱 막혔다오.

거짓말이라며 웃지 마오.
당신 임신했다는 소식 내게 처음 알렸을 때
내 마음 갑자기 전설의 가수가 되어
넓고 넓은 무대 위에서 미친 듯 뛰놀며 라이브 공연을 시작했다오.

당신이 꿈에 그리던 멋진 기사나 왕자님도 아닌 내가
떳떳하게 '내가 바로 네 아빠다!'라며
날 닮은 아이 앞에서 호기롭게 소리칠 수 있을지 걱정이 앞섰지만
다정한 당신 한마디에 내 걱정은 눈 녹듯 녹아내렸다오.
"이 세상에 당신만 한 아빠는 없을 거예요."

배불러 오는 당신,
내 앞에서 방귀 뀌었을 때
코를 잡으며 당신을 놀렸지만,
이제 나는 세상에서 가장 비싼 향수보다 방귀 냄새가 더 향기롭다오.

내가 사 온 순대 냄새가 싫다며
화장실로 달려가 구역질하는 당신,
원망스럽기는커녕 산해진미 맛보이지 못해 미안할 따름이오.

요즘 나는 당신 배에 가만히 귀 대어보며
당신의 충실한 돌쇠가 될 것은 물론
우리 아기 지켜주는 든든한 울타리가 될 것을 다짐한다오.

 짬날 때마다 우리 아기 똥 싼 기저귀
  기쁘고 즐겁게 갈아주고,
   매일매일 최신 육아 정보를 찾아보고
    당신의 눈과 귀가 되어
     누구에게도 뒤처지지 않는 아빠가 될 것을
     바로 이 자리에서 약속하겠소.

    나 비록 당신의 백마 탄 왕자님은 못 될지라도
     당신의 피곤 덜어주고,
      행복함에 매일 미소 짓게 만드는,
       당신만의 돌쇠가 되도록 노력하겠소.

       평소 내가 말을 아낀다고 섭섭해 마오.

내가 당신 생각하는 마음은
잠자는 숲 속의 미녀를 깨운 왕자의 키스나
백설공주 입에서 독사과 튀어나오게 한 왕자의 능력보다도
훨씬 더 강하다는 것을 알아주오.

내 사랑 아내여,
둘도 없는 내 당신이여,
어설프지만 당신의 왕자님이 되고자 하는
이 돌쇠의 마음을 알아주오.

이제야 아버지의 사랑을 알아가고 배워가는
이 기특한 남편의 고백을 받아주오.

**아기와
태담
나누기**

아가야, 엄마는 아빠의 사랑을 느낄 때마다
살아가는 보람을 느끼곤 해.
너를 가지게 된 후부터는 더욱 그렇단다.
엄마는 빨리 우리 아기도 아빠의 다정한 고백을
직접 듣는 날이 오기를 기다린단다.
우리 둘 앞에서 절절하게 마음을 고백하는 아빠의 모습은
상상만 해도 사랑스럽고 귀엽지 않니?

임신 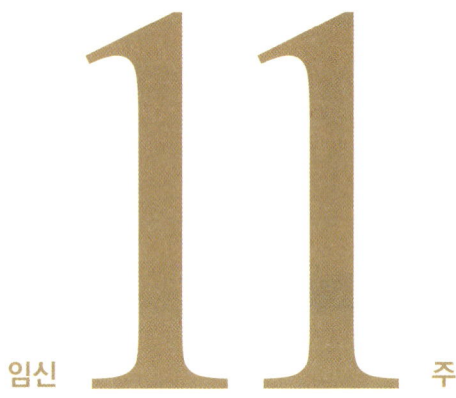 주

사랑의 마법 수프를 끓이세요

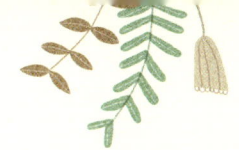

당신을 위한 양식은 곧 소중한 아기를 위한 양식이기도 합니다.
땅과 바다에서 나는 모든 음식을 소중히 여기는 마음을 가지세요.
몸과 마음이 힘들수록 더욱 건강관리에 힘써야 합니다.
당신의 몸은 이미 당신의 것만이 아닌, 가족을 포함한 당신을 사랑하는
모든 사람이 걱정하고 보호해주는 한 송이 꽃과도 같은 소중한 것입니다.

임신 11주차 가족에게 보내는 김성수 박사의 메시지

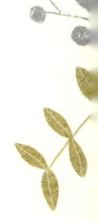

아기는요 아직 우리 아기의 눈은 감겨 있습니다. 척추 신경이 발달하기 때문에 등뼈 윤곽이 확실히 드러나고, 목이 길어지고, 턱도 생긴답니다. 얼굴도 눈, 코, 입이 더욱 선명해집니다. 사랑스러운 아기가 어서 빨리 또랑또랑한 두 눈을 뜨고서 엄마 아빠를 바라보는 날이 기다려지지 않나요?

엄마는요 임신 3개월까지는 체중을 1~2kg 정도만 늘리는 것이 바람직합니다. 체중이 많이 늘어난 경우에는 관리를 해주어야 합니다. 또 이 시기에는 기초대사량과 혈액의 양도 늘어납니다. 수시로 물을 마시고 양질의 단백질과 비타민, 칼슘 섭취에 신경 쓰세요.

아빠는요 아내에게 사랑의 마사지를 해주세요. 머리 마사지는 임신 중 두통을 완화하는 효과가 있답니다. 이마와 뒷머리를 양손으로 지그시 눌러주거나, 양 손바닥으로 이마 양 옆을 지그시 눌러주면 아내가 굉장히 시원해할 거예요. 다리가 잘 붓는 시기이니 아내를 위한 다리 마사지도 잊지 마세요.

**아기와
태담
나누기**

요즘 엄마는 입덧 때문에 입맛이 없고, 또 자주 토하기도 한단다.
하지만 우리 아기를 위해서 엄마가 무엇이든 씩씩하게 잘 먹어야겠지.
우리 아기는 어떤 음식을 좋아할까?
우리 아기 몸에 좋은 음식을 매일매일 골고루 함께 먹자꾸나.

보글보글 마녀의 맛난 수프

오늘 보글보글 마녀의 메뉴는 영양 가득,
사랑 가득한 보글보글 수프랍니다.
마녀는 앞으로 10개월 동안 한 달에 한 번씩
엄마와 아기를 위해 새로운 수프를 선물할 계획입니다.
마녀가 가장 먼저 해야 할 일은
질 좋은 사골을 푹 고아서 맛난 육수를 만드는 일이랍니다.
진하고 맛 좋은 육수가 수프의 맛을 결정하거든요.

첫 번째 달에 마녀는 엄마가 가장 좋아하는 음식이
무엇인지를 꼼꼼하게 조사합니다.
임신부는 무엇이든 골고루 먹는 것이 가장 중요하지만
먹기 싫은 것을 억지로 먹어도 안 되니까요.
엄마가 좋아하는 음식을 먹었을 때
배 속의 아기도 냠냠 즐겁게 먹기 때문이지요.

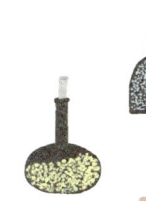

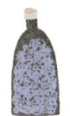

두 번째 달에 보글보글 마녀는 색깔이 선명한 녹황색 채소와
고소한 현미, 옥수수, 그리고 담백한 달걀,
호두와 같은 견과류를 많이 먹으라는 주문을 외웁니다.
엄마의 입덧을 예방할 수 있는 비타민 B_6가 가득 들어 있거든요.
마녀는 비타민 B_6가 충분히 함유되어 있는 재료로
보글보글 마법 수프를 끓입니다.

세 번째 달에는 철분이 충분히 포함된 수프를 끓이죠.
소고기와 계란 노른자, 바지락 등
철분이 풍부한 재료로 말이죠.

네 번째 달에는 아기의 중추신경이 잘 발달하도록
비타민 B_1, B_2가 듬뿍 들어간 수프를 보글보글 끓입니다.

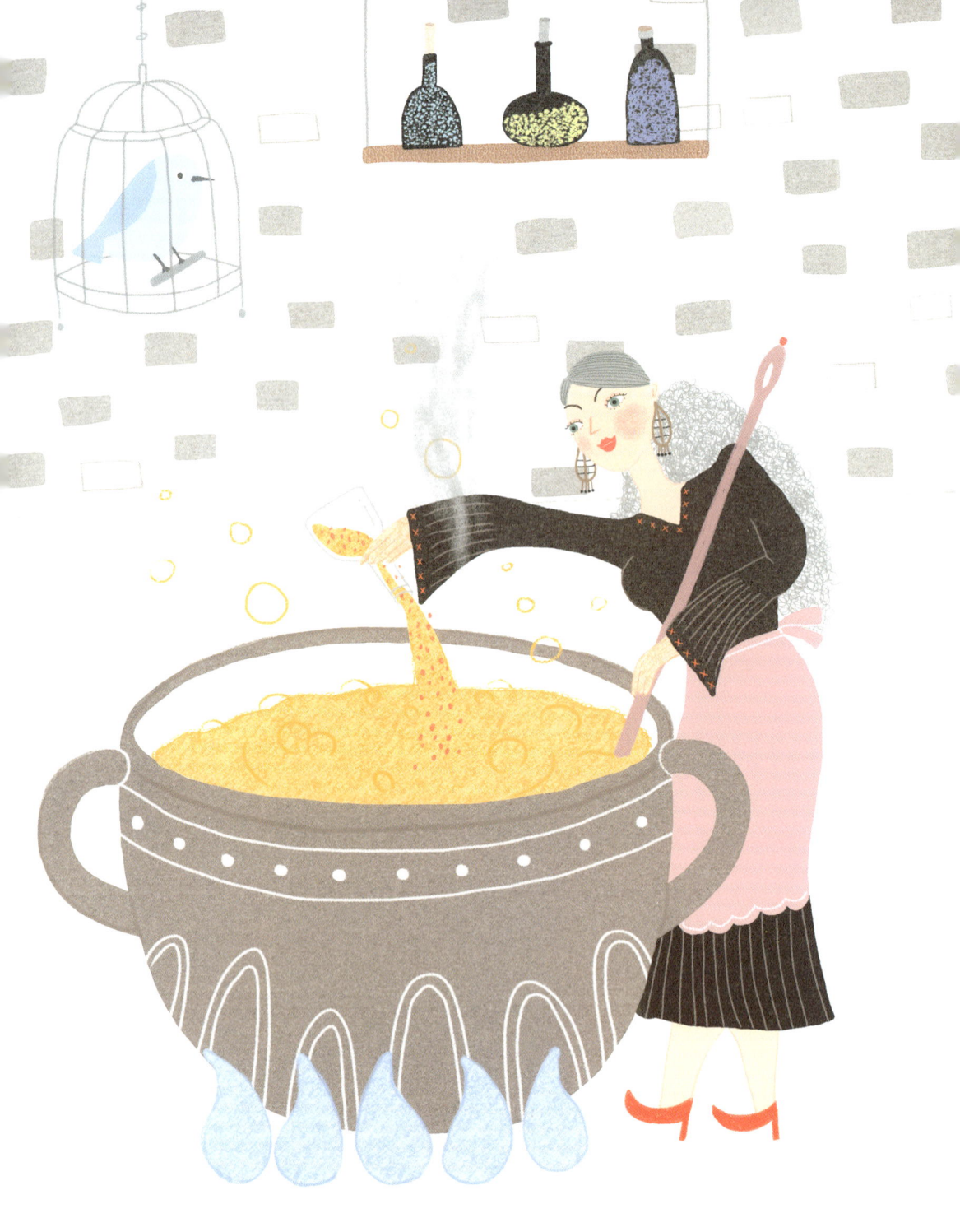

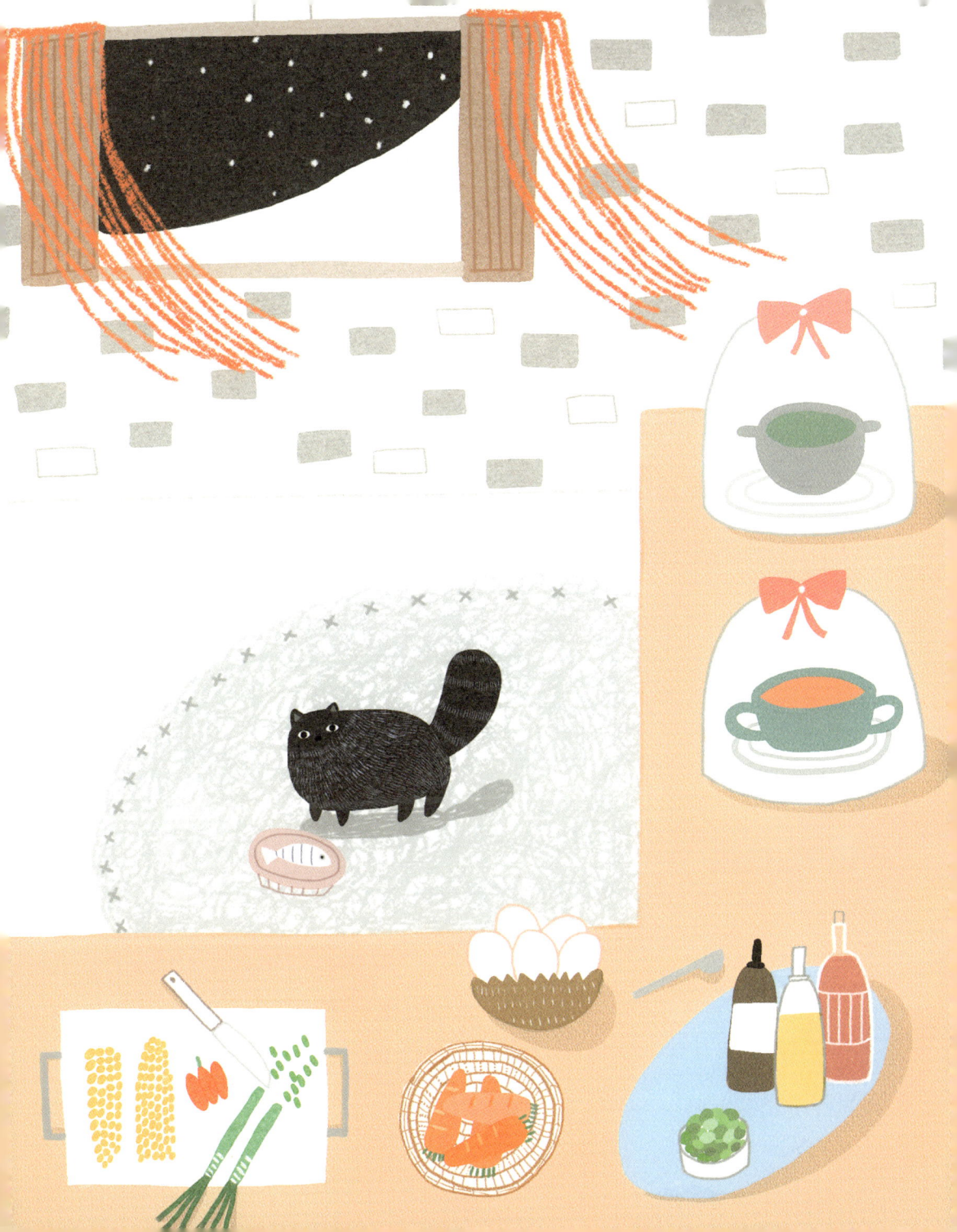

다섯 번째 달에는 심장을 튼튼하게 하는 비타민 A와
셀레늄이 가득한 녹황색 채소, 신선한 생선과 조개 등으로 수프를 끓입니다.
아가의 머리카락과 피부의 성장을 도와주는 해조류 수프도 준비합니다.

여섯 번째 달에는 엄마의 빈혈이나 임신중독증을 예방하기 위해
수프를 가능한 싱겁고 맵지 않게 끓였어요.
또 단백질과 칼슘, 아연이 함유된 붉은 살코기와 신선한 굴, 현미를 넣었지요.

필수지방산이 중요한 일곱 번째 달에는 올리브기름, 옥수수기름, 콩기름,
참기름 등의 식물성 기름이 적당히 함유된 특별 수프를 준비했답니다.

여덟 번째 달에는 순환기에 좋은 콩으로 수프를 만들었어요.

아기의 장 기능이 완성되고 골격, 근육이 확실하게 완성되는 시기인
아홉 번째 달에는 단백질과 무기질이 가득한 수프를 정성스럽게 끓였지요.

마지막 달에 마녀는 엄마가 정신적으로 안정될 수 있도록
비타민 B군을 충분히 넣은 수프를 끓일 준비를 합니다.
비타민 B군은 당근, 간, 멜론에 많이 들어 있답니다.
비타민 B군의 하나인 엽산은 단백질 대사를 돕고

우리 아기가 바깥세상에 잘 적응할 수 있도록 저항력도 높여준답니다.

마녀는 엄마의 모유 수유를 대비해서
고소한 콩을 잔뜩 준비하는 센스를 발휘했습니다.
콩 속의 레시틴은 우리 아기의 뇌와 신경 발달에
큰 도움을 주기 때문이지요.
엄마의 산후 건강에 중요한 것은 말할 것도 없고요.

보글보글 마녀는 오늘도 엄마와 아기를 위한 건강 수프를 끓인답니다.
보글보글 마녀의 영양 가득,
사랑 가득한 수프를 빨리 맛보고 싶지 않나요?

아기와 태담 나누기

오늘은 아빠가 엄마를 위해 맛있는 요리를 해주었단다.
비타민이 풍부한 재료를 잔뜩 사 와서 정성껏 밥을 지어
멋진 밥상을 차려주었지.
엄마도 이제 밥을 열심히 먹기로 결심했어.
비록 입맛이 없을 때라도 이렇게 아빠가 엄마를 생각해주고,
또 우리 아기가 튼튼하게 자라는 걸 보고 싶으니까.

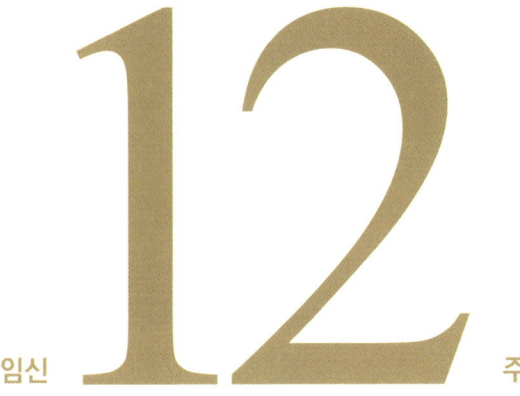

임신 **12** 주

너와 함께 만들어갈
소중한 추억

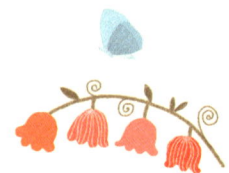

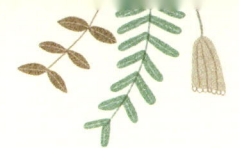

추억이 가득 담긴 사진첩이나 오래된 편지, 일기장을 펼쳐보세요.
지난날 행복하고 즐거웠던 기억들이 되살아날 거예요.
이제 서서히 새로운 추억을 만들 준비를 하세요.
당신이 새로이 맞이할 귀한 손님과 함께
잊지 못할 추억을 맞을 마음의 준비를 시작하세요.

임신 12주차 가족에게 보내는 김성수 박사의 메시지

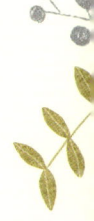

아기는요 이제 아기의 크기는 6~7cm 정도로 자랐습니다. 엄마의 자궁이 치골까지 커지게 되며 아기의 성기가 나타나기 시작합니다. 외부에 나와 있던 장이 배 속으로 들어가고 손톱이 생기기 시작한답니다. 근육이 잘 발달해서 양수 속에서도 자유롭게 움직일 수 있어요. 우리 아기가 얼마나 헤엄을 잘 치는지 보고 싶지 않나요? 조금만 기다리세요.

엄마는요 입덧이 서서히 줄어들기 시작합니다. 편식하지 말고 골고루 다양한 영양소를 섭취하세요. 앉았다 일어나거나 자세를 바꿀 때 갑자기 현기증을 느낄 수 있는데, 빈혈로 인한 현기증이 아니라면 크게 걱정할 필요는 없어요. 하지만 자칫 넘어지지 않도록 늘 조심해서 천천히 움직이세요.

아빠는요 임신 중기에는 아내의 몸과 마음이 어느 정도 안정됩니다. 아내와 함께 생활계획표를 만들어보세요. 지금까지 아내가 입덧 때문에 제대로 식사를 하지 못했다면 이제부터 아내를 위한 건강 식단을 짜보는 것도 좋습니다. 입덧에서 벗어난 아내가 입맛대로 먹다 보면 자칫 소화장애가 생기거나 체중이 과도하게 늘지도 모르거든요.

아기와 태담 나누기

아가야, 엄마 아빠가 오늘 무엇을 마련했는지 아니?
둘이서 오붓하게 쇼핑하다가
너무나 예쁘고 귀여운 아기 신발이 있기에 그만 사버렸단다.
사실 너를 위해 준비할 것이 태산처럼 많은데
신발을 가장 먼저 샀지 뭐니.
네가 태어나면 손잡고 함께 놀러나갈 생각이 앞섰기 때문이란다.
앞으로 너와 함께 만들 추억의 준비물을 이제 하나 준비한 셈이지.

너에게 보내는 편지

엄마는 네가 태어나는 그 순간을 늘 상상한단다.
네가 뜨거운 울음을 놓으며 세상의 공기와 마주치는 그 순간,
아마 엄마 역시 뜨거운 눈물로 너와의 인사를 대신하겠지.
짧고도 길었던 그 시간 동안 엄마와 함께 만들었던
수많은 추억을 너는 다 떠올릴 수 있을까?

엄마가 장 보러 갈 때는 오늘은 시원한 콩나물국을 끓일까,

아니면 아빠가 좋아하는 보글보글 된장찌개에
애호박을 송송 썰어 넣어 끓여볼까?

오랜만에 서점 나들이를 갈 때는
우리 아기도 엄마처럼 소설책을 좋아할까,
아니면 우리 아기 혹시 세상에 둘도 없는 멋진 시인이 될까
가슴 설레어 괜히 시집 한 권 사보기도 하고

날씨 좋은 날에는 토닥토닥 배를 어루만지며
사뿐사뿐 산책도 나가보고,
나비 한 마리, 개미 한 마리 지나가도
너와 함께 있기에 반갑게 말도 걸어보고

비 내리는 날에는 창문에 호호 입김 불어
주룩주룩 빗방울 따라 우리 아기 이름도 적어보고

간혹 엄마 혼자 집에 있는 날에는
오늘은 아빠가 무슨 간식을 사다줄까,
우리 아기는 오늘 뭐가 먹고 싶을까,
뒹굴뒹굴 너와 함께 행복한 수다도 떨어보고

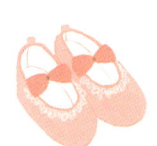

아침에 눈뜰 때부터 잠들기 전까지 너와 대화하다,
꿈결에 혹시 우리 아가 만난다면
무슨 이야기할까 생각하며 새록새록 잠든단다.

네가 태어나면 그 누구보다 기뻐할 사람들 얼굴이 눈에 선하고,
엄마 아빠는 매일 네 얼굴 볼 생각에 벌써부터 가슴이 따뜻해진단다.
그리고 무엇보다도 기대되고 또 기쁜 건 말이지,
앞으로 너와 만들어갈 추억이 지금보다 훨씬 더 많다는 거란다.

우리 소중하고 예쁜 아기 엄마 배 속 여행 고이 끝낸 후,
함께 예쁘고 소중한 추억 만들어보자꾸나.

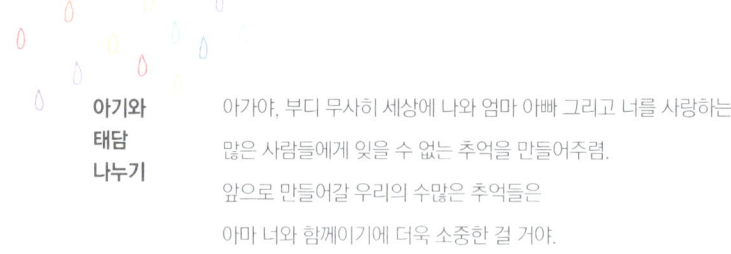

**아기와
태담
나누기**

아가야, 부디 무사히 세상에 나와 엄마 아빠 그리고 너를 사랑하는
많은 사람들에게 잊을 수 없는 추억을 만들어주렴.
앞으로 만들어갈 우리의 수많은 추억들은
아마 너와 함께이기에 더욱 소중한 걸 거야.

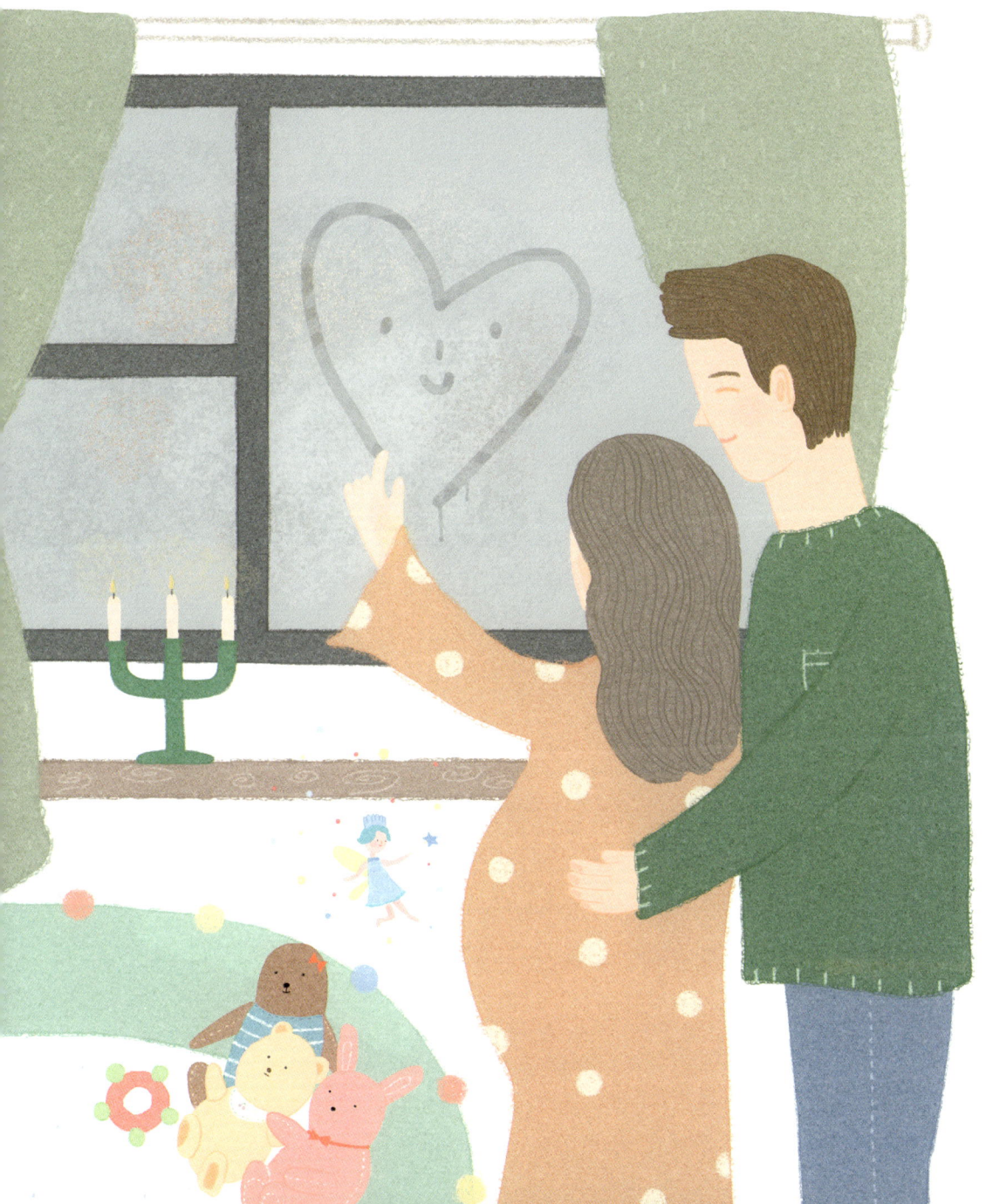

김성수 박사의 임신·출산 시크릿 가이드

생활 속에서 실천하는 음악 태교와 음식 태교

음악 태교와 음식 태교의 중요성

임신 과정이 생활의 한 부분이듯, 태교 또한 생활의 한 부분이 되어야 합니다. 태교하는 시간이 아니라고 해서 태아가 모체와 떨어져 있는 것이 아니기 때문입니다. 예부터 음악 태교와 음식 태교가 강조되었던 것에는 그럴 만한 이유가 있습니다. 일상생활 중 접하는 소리와 음식이 곧 아기를 위한 태교이기 때문입니다. 마음이 트이는 자연의 소리를 듣고 건강한 식재료로 만든 맛있는 음식을 섭취하며 아기에게 커다란 사랑을 전하세요. 엄마가 듣는 소리를 함께 들으며 아기의 정서가 발달하고, 엄마가 먹는 음식을 함께 섭취하며 아기의 몸이 튼튼해질 것입니다.

한 가지 주의 사항을 덧붙이자면, 시간을 정해서 그야말로 교육하듯이 태교를 하지는 말아야 한다는 점입니다. 엄마의 마음 상태를 금세 감지하고 아기가 스트레스를 먼저 경험할 수도 있으니까요. 태교의 기본은 평화롭고 온화한 엄마의 마음 상태임을 잊지 마세요!

우뇌를 발달시키는 음악 태교

좋은 음악이나 기분 좋은 소리를 들으면 태아는 저도 모르게 기쁨과 행복이라는 감정을 발견하게 됩니다. 인간의 감정과 직관을 감지하고 기억하는 역할을 하는 우뇌는 음악과 같은 청각 자극을 통해 발달하지요. 우뇌가 발달하면 추후 언어 습득에 도움이 되는 것은 물론, 창의력과 상상력이 풍부해집니다.

태아는 24~26주 정도가 되어야 외부 소리를 명확하게 들을 수 있다고 하지만, 실은 임신 12주 경에 내이(속귀)가 완성되면 벌써 자궁 밖에서 나는 소리를 들을 수 있습니다. 이때 클래식같이 사람의 마음을 편안하게 해 주는 음악은 엄마와 태아의 심리적 안정에 도움이 됩니다. 태교 음악을 선택할 때 가장 중요한 것은 임신부가 편안하게 느끼고 좋아하는 음악을 들어야 한다는 점입니다. 아무리 좋은 음악이라 하더라도 임신부가 싫어하는 음악이라면 오히려 스트레스가 되어 태아에게도 좋지 않은 영향을 줄 수 있습니다. 태교에 가장 좋은 음악, 아기가 가장 좋아하는 소리는 무엇일까요? 바로 아기를 부르는 엄마 아빠의 목소리입니다. 세상의 그 어떤 음악도 엄마 아빠의 목소리에 견줄 수는 없습니다. 그 어떤 소리보다 엄마 아빠의 목소리에 가장 강하게 반응하는 태아의 몸짓만 봐도 알 수 있는 사실이지요. 실제로 엄마 목소리는 몸속 조직의 진동을 통해 자궁 밖 소리보다 더 크게 전달됩니다. 아빠 목소리는 전달이 잘되는 저음이라 아기에게 잘 들리지요.

태교에 좋은 음악

전통 음악	가야금 산조, 아쟁 산조, 대금 산조
비발디	〈바이올린 협주곡 A단조〉, 〈바이올린 협주곡 C장조〉, 〈플루트 협주곡 F장조〉, 〈플루트 협주곡 D장조〉, 〈바이올린 협주곡 작품 8. 사계〉 중 '봄', 〈두 개의 만돌린과 현악 합주를 위한 협주곡〉
모차르트	〈클라리넷 협주곡 K. 622 제2악장〉, 〈아이네 클라이네 나흐트 무지크 K. 525 제2악장〉, 〈터키 행진곡〉
베토벤	〈엘리제를 위하여〉, 〈월광 소나타〉, 〈피아노 협주곡 5번〉, 〈피아노 소나타 17번〉, 〈피아노 소나타 21번〉
바흐	〈G선상의 아리아〉
구노	〈아베마리아〉
차이코프스키	〈백조의 호수〉 중 '정', 〈안단테 칸타빌레〉
쇼팽	〈야상곡〉
생상	〈백조〉

요한 슈트라우스	〈아름답고 푸른 도나우 강〉, 〈비엔나 숲 속의 이야기〉
슈만	〈트로이메라이〉
드보르자크	〈유모레스크〉
브람스	〈자장가〉, 〈헝가리 무곡 5번〉
크라이슬러	〈사랑의 기쁨〉

아기의 기초 체력을 결정하는 음식 태교

임신 전부터 균형 잡힌 식단을 유지하는 것은 태교에서 그 어떤 것보다 중요한 사항입니다. 임신을 계획하고 있다면 미리 엽산이 풍부한 음식을 섭취하는 것이 좋습니다. 엽산이 풍부하면 아기의 기형을 유발하는 아미노프테린(Aminopterin)이 신경관 결손을 일으키는 확률이 낮아지기 때문입니다. 엽산 보충은 임신 전부터 수정 후 첫 4주까지가 가장 중요합니다. 엽산은 시금치, 브로콜리, 콩, 통밀 빵, 푸른 잎채소, 간, 오렌지 주스 등에 많이 있지만 몸에 흡수되는 양이 적기 때문에 임신 전부터 $400\mu g$의 엽산 보충제를 복용하는 것이 좋습니다.

임신을 하게 되면 음식 섭취량을 늘려야 하는데, 입에서 당기는 대로 무조건 먹지 말고 계획적으로 양을 조절하세요. 임신 5개월까지는 하루 $150 kcal$ 정도만 늘리면 되고, 6개월부터 $300 kcal$를 늘리는 것이 적당합니다.

300kcal는 밥 한 공기에 해당되는 양입니다. 임신 4개월부터는 필수적으로 철분을 보충해야 합니다. 빈혈이 없는 산모라도 분만 시까지 반드시 철분을 보충하도록 하세요. 임신 중 칼슘의 양을 늘릴 필요는 없지만 한국인의 식단에는 칼슘이 부족하므로 하루 1~2잔의 우유나 유제품의 보충이 필요합니다. 그리고 혈압이 높거나 노산, 과거 임신중독증이 있었던 사람이라면 임신 중에 칼슘, 마그네슘을 충분히 보충해 임신중독증이 발생하지 않도록 관리하는 것이 좋습니다. 임신 중 오메가3 지방산의 보충은 아기의 IQ를 높인다는 보고가 있으니 참고하세요.

임신 초기의 입덧 고비, 지혜롭게 넘기기

입덧은 호르몬의 변화 때문에 일어납니다. 구토 중추를 자극하는 이 호르몬은 임신 10주에 가장 많이 분비되고 12~13주 정도가 되면 점점 줄어드는데, 분비량이 많을수록 입덧 증세가 심해지지요. 몸이 점차 호르몬의 변화에 적응되어 가면서 입덧은 가라앉습니다.

입덧은 체질에 따라서도 다르게 나타납니다. 지나치게 마른 사람이나 뚱뚱한 사람은 그렇지 않은 사람에 비해 입덧을 심하게 느끼는 경향이 있습니다. 신경질적이고 의존심이 많은 사람은 입덧을 더욱 심하게 느낀다고 합니다. 또 뜻밖의 임신으로 당황하거나 남편이 임신을 반가워하지 않는 경우, 혹은 남편이 아내에게 무관심할 때 악화되는 경우도 있습니다.

입덧을 이겨내려면 우선 음식을 먹고 싶을 때마다 조금씩 자주 먹습니다. 또한 아침잠에서 깨었을 때 급하게 몸을 움직이지 않습니다. 몸의 위치가 급격하게 바뀌면 구토감이 일 수 있거든요. 아침에 일어났을 때 비스킷이나 크래커 등을 먹고, 잠자기 전에도 물과 비스킷 한 조각을 먹고 자면 도움이 됩니다. 쌀, 보리, 밀가루, 감자, 고구마 등 탄수화물 식품도 자주 드세요. 그러나 지방이 많은 음식은 피하는 게 좋습니다.

입덧이 심하고 구토가 잦으면 탈수증에 걸릴 수도 있으니 음식을 약간 짜게 먹고 수분을 충분히 섭취하세요. 음료를 마시기가 힘들다면, 수박이나 포도같이 수분 함량이 높은 과일을 먹는 것도 좋습니다. 탈수증이 심한 경우에는 병원에서 수액을 맞는 것이 도움이 됩니다. 구역질을 넘어 토하는 증상이 자주 나타나면 의사와 상의하여 적절한 치료를 받으세요. 입덧은 임신 4~5개월 후에는 약해지지만 임신 전 기간 동안 계속되는 경우도 있습니다.

또한 갑상선 기능이 떨어지면 아이의 IQ에 악영향을 끼치므로 임신 전 또는 임신 초기의 갑상선 검사로 기능 이상을 확인하여 조절하는 것도 중요합니다. 마지막으로 임신 중에 황체호르몬이 증가하면서 위장관의 근육이 이완되고, 자궁이 커지면서 장을 눌러서 변비가 생길 수 있습니다. 변비가 있을 경우 수분을 충분히 보충하고, 섬유질이 많은 통밀, 콩, 과일, 채소를 매일 섭취하며 규칙적인 운동을 하면 많은 도움이 됩니다.

CHAPTER 02

살랑살랑 바람 부는 날,
아기와 산책하듯 편안한 기분으로 읽는 동화

임신 13주부터 23주
뇌 태교 안정기

임신 기간은 매일이 새로운 도전입니다. 하루가 다르게 몸의 상태는 물론 마음까지 오르락내리락 롤러코스터를 타거든요. 하지만 13주에 접어들었다면 안심하셔도 됩니다. 온몸이 나른하고 입덧이 심하며 신경질과 우울감까지 차오르는 시기를 잘 견디고 지나온 거니까요.

한동안은 평화로운 시기가 이어질 것입니다. 12주까지 온몸의 기관이 다 형성된 아기는 엄마의 몸 안에서 본격적으로 커갈 준비를 합니다. 임신 열 달간 아기의 뇌는 쉴 새 없이 발달하지만, 특히 이 시기는 다른 어떤 때보다 활발하게 발달합니다. 오감의 기틀이 모두 완성되고 발달하거든요. 근육이 발달하며 근육과 뇌 사이의 명령체계가 생성되어 뇌가 운동신경을 처리할 수 있게 되죠. 감정을 느끼는 등 엄마와 정서적 교감도 나눌 수 있습니다.

임신 초기를 지나 임신 중기로 들어서는 13주~23주에는 엄마 또한 여유롭기 때문에 태교에 임하는 자세도 한결 긍정적입니다. 이 시기는 여러모로 뇌 태교의 적기가 아닐까 합니다. 모든 태교의 기본은 부모님과 아기의 유대감을 형성하는 것이니 잦은 태담을 통해 아기에게 애정을 보여주세요.

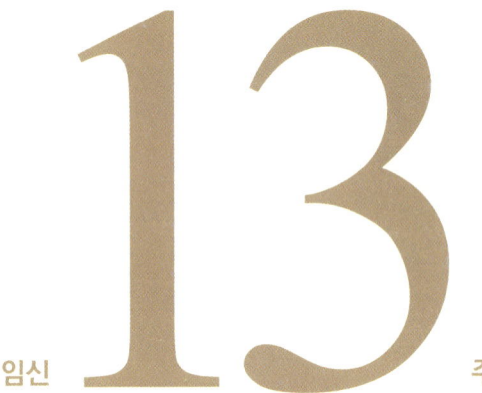

임신 13 주

아름다운 시로
마음을 정화하세요

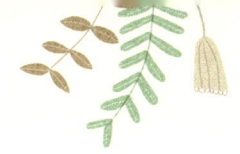

마음에 와 닿는 시를 발견하는 순간은
방금 샤워를 끝낸 그 순간처럼 개운하고,
때론 눈물이 핑 돌 정도로 가슴이 벅차오르는 느낌입니다.
한 번씩 남편과 함께 가까운 서점으로 데이트를 가보세요.
아름다운 시집을 발견하고 마음으로 시를 읽는 그 순간,
당신도 아름다운 감성을 지닌 시인이 될 수 있을 것입니다.

임신 13주차 가족에게 보내는 김성수 박사의 메시지

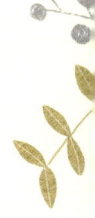

아기는요 이 시기에 우리 아기의 얼굴과 신체 기관은 어느 정도 모습을 갖춘답니다. 몸무게는 30g 정도이고 눈꺼풀은 아직 모양만 드러나지만 눈은 거의 완전한 형태를 갖추고 있지요. 우리 아기가 귀여운 두 눈을 빛내며 세상을 바라보는 모습이 상상되세요? 호기심에 가득 차서 이것저것 질문할 아기의 목소리도 벌써부터 기대되시죠? 조금만 기다리세요.

엄마는요 이 시기에는 태반이 완성됩니다. 그리고 복부나 허벅지, 엉덩이 등에 임신선이 생길 수도 있습니다. 임신선은 사람에 따라 심할 수도 있고, 생기지 않는 경우도 있습니다. 하지만 임신선을 없애기 위해 함부로 연고나 화장품을 바르지는 마세요. 스테로이드 성분이 함유된 경우에는 엄마의 피부를 통해 태아에게 전달될 수도 있기 때문입니다.

아빠는요 아내는 자궁이 점점 커지기 때문에 똑바로 누워서 자는 것을 불편하게 느낄 수 있습니다. 아내가 편안하게 숙면을 취할 수 있도록 푹신한 베개나 쿠션을 준비해주세요. 혹시 술을 마시고 밤늦게 들어온 날이면 임신한 아내 옆에서 술 냄새를 풍기지 말고, 차라리 그날은 아내가 편히 잘 수 있도록 방을 비워주는 센스를 발휘하세요.

**아기와
태담
나누기**

아가야, 아름다운 시를 읽을 때는 머리가 아니라 마음으로 읽어야 한단다.
시를 가슴으로 받아들일 때 비로소 그 아름다움을 느낄 수 있기 때문이지.
나중에 네가 태어나면 너 그리고 아빠와 함께 〈일 포스티노〉라는 영화를 보고 싶구나.
시를 대하는 아름다운 마음을 느낄 수 있는 영화거든.

시(詩)를 대하는 마음

옛날 지중해의 한 작은 섬에 '파블로 네루다'라는 유명한 시인이 도착했습니다.
작은 섬의 우체국장은 매일매일 시인에게 도착하는
엄청난 우편물 때문에 걱정이 많아졌지요.

우체국장은 고민 끝에 같은 마을에 사는 어부의 아들,
마리오 로폴로를 고용했습니다.
순진한 청년이었던 마리오는 천재적인 시인 네루다를 통해 아름다운 시의 세계를 처음으로 접하게 되었습니다.
그리고 '은유'의 위대한 뜻을 깨닫게 되었습니다.

마리오에게 시의 세계를 가르쳐준 네루다는 이후 그 섬을 다시 찾아오지만
이미 마리오는 세상을 떠난 후였답니다.
하지만 마리오가 생전에 느꼈던 시에 대한 관심과 사랑, 감동은
여전히 시인 네루다의 가슴을 잔잔히 적셔왔습니다.
네루다가 시에 대해 느꼈던 그 감정 그대로 말이죠.

시(詩)

파블로 네루다

그러니까 그 나이였다…… 시가 날 찾아온 것은.
난 모른다, 어디서 왔는지,
겨울에서인지 강에서인지
언제 어떻게 왔는지,
아니, 목소리는 아니었다,
말도, 침묵도 아니었다.
하지만 어느 거리에서인가 날 부르고 있었다.

밤의 가지들로부터,
느닷없이 타인들 틈에서,
격렬한 불길 속에서,
혹은 내가 홀로 돌아올 때
얼굴도 없이 있는 나를,
거기에 지키고 서 있다가 건드리곤 했다.

난 뭐라고 말해야 할지를 몰랐다.
내 입은 이름들을 도무지 대지 못했고,
두 눈은 멀어버렸다.
그리고 무언가 내 영혼 속에서 꿈틀거렸다.
열병 혹은 잃어버린 날개들이.
그 불에 탄 상처를 해독하며,
난 고독해져갔다.
그리고 막연하게 첫 행을 썼다.
형체도 없이, 어렴풋한, 순전한 헛소리,
쥐뿔도 모르는 자의 순량한 지혜.
그때 나는 문득 보았다.
느슨하게 열린 하늘을,
혹성들을,
고동치는 농장을,

화살과 불과 꽃에
만신창이가 된
구멍 뚫린 그림자를,
소용돌이치는 밤을, 우주를 보았다.

그리고 나, 티끌만 한 존재는,
신비를 닮은,
신비의 형상을 한,
별이 가득 뿌려진
거대한 허공에 취해
내 자신이 심연의
순수한 일부임을 느꼈다.
나는 별들과 함께 떠돌았고
내 가슴은 열린 하늘 속에서 마음껏 자유로웠다.

**아기와
태담
나누기**
아가야, 위대한 시인 파블로 네루다의 마음이 느껴지니?
그는 자신의 몸과 마음을 모두 시에 내맡기고 있는 것 같구나.
시를 읽는다는 것은 바로 이런 거야.
별이 쏟아지는 어느 날 밤에 시원한 밤공기를 온몸으로 느끼는 것,
바로 그런 경험과도 같지.

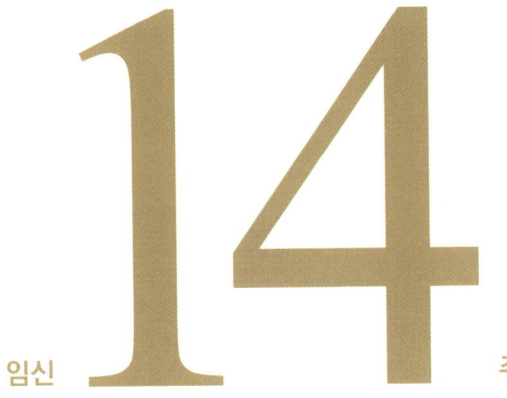

임신 14 주

우리는 늘 너를 위한
꿈을 꾼단다

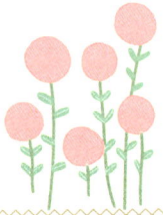

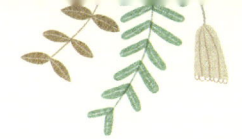

요즘 당신은 어떤 꿈을 꾸고 있나요? 만약 아무런 꿈도 꾸지 않고
숙면을 취한다면 그것 자체도 굉장히 좋은 일이랍니다.
엄마가 숙면을 취하면 아기도 깊고 편안한 잠을 잘 수 있을 테니까요.
하지만 가족이나 남편에게 장난스럽게 한번 슬쩍 물어보세요.
혹시 누군가가 아기의 태몽을 대신 꾸고 있는지도 모르니까요.

임신 14주차 가족에게 보내는 김성수 박사의 메시지

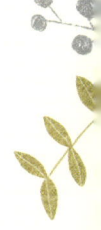

아기는요 이 시기에는 외관으로 남녀의 성기가 구별됩니다. 남자 아기에게는 전립선이 나타나고 여자 아기의 경우는 난소가 복부에서 골반으로 내려갑니다. 또 몸 전체에 보송보송 솜털도 나는데, 이 솜털은 태아의 살결을 따라 소용돌이 모양으로 나며 아기의 피부를 보호하는 역할을 합니다.

엄마는요 자궁의 크기가 커져서 치골 위쪽으로 자궁이 만져지는 시기입니다. 몸에 끼지 않는 헐렁하고 편안한 옷을 입으세요. 입덧이 멎고 식욕이 점점 늘어나니 적당한 강도의 규칙적인 운동을 시작하는 것도 좋습니다. 밖에 나가기가 번거롭다면 집안에서 남편과 함께 맨손 체조라도 시작해보세요. 몸이 훨씬 개운해질 거예요.

아빠는요 아내와 함께 치과에 다녀오세요. 임신 중에는 세균에 감염되기 쉬우므로 치아나 잇몸이 쉽게 약해진답니다. 그리고 치료 전에는 임신 사실을 미리 알려야 해요. 엑스레이 촬영이나 항생제 처방을 받으면 안 되기 때문이에요. 장기간의 신경 치료나 이를 뽑아야 할 경우에는 의사와 상의하세요. 상태가 심각해서 어쩔 수 없다면 치료를 해야 하지만, 꼭 필요한 경우가 아니라면 본격적인 치료는 출산 후로 미루는 편이 좋습니다.

아기와 태담 나누기

아가야, 얼마 전에 엄마는 신기한 꿈을 꾸었단다.
자세히 기억은 나지 않지만 아마도 큰 별을 본 것 같기도 하고,
또 반짝반짝 빛나는 보석 꿈을 꾼 것 같기도 해.
아마 우리 아기를 조만간 만날 꿈인가 봐.
외할머니도 엄마를 낳기 전에 신기한 꿈을 꾸셨대.
아기를 가진 엄마들은 이런 놀라운 꿈을 꾼다는구나.
정말 신기하지?

위대한 태몽

김유신의 아버지 김서현은 김유신을 낳기 전 이런 꿈을 꾸었습니다.
'아, 하늘의 별이 참 밝기도 하구나!'
꿈속에서 김서현은 하늘을 올려다보고 있었습니다.
밤하늘엔 수많은 별들이 초롱초롱 빛나고 있었죠.

그런데 그 순간 김서현은 깜짝 놀랐습니다.
갑자기 별 하나가 점점 커지며 밝아지더니

김서현의 머리 위로 빠르게 떨어지는 것이었습니다.

김서현은 깜짝 놀라 별을 피하다가 뒤로 벌렁 나자빠졌습니다.
눈 깜짝할 사이의 일이었습니다.
쿵! 큰 별은 큰 소리를 내며 마당으로 떨어졌습니다.
천둥 치는 소리처럼 아주 큰 소리가 났고,
김서현은 놀라 잠에서 깨어났답니다.

김유신의 어머니인 만명 부인도 김유신을 낳기 전 신기한 꿈을 꾸었습니다.
하늘에서 금빛 갑옷을 입은 어린아이가
만명 부인의 집으로 구름을 타고 내려오는 꿈이었지요.
그런데 그 어린아이가 만명 부인의 품에 꼬옥 안겼답니다.

황해도 무등골에는 주면석이라는 선비가 살았습니다.
주면석의 아내는 어느 날 꿈을 꾸었습니다.
산신령 같은 노인이 꿈에 나타나 하얀 꿩 세 마리를 주었습니다.
그리고 아내가 꿩을 받자마자 사방이 대낮처럼 환해졌습니다.
이후 주면석의 아내는 한국 국어학 발전의 선구자인
주시경의 어머니가 되었습니다.

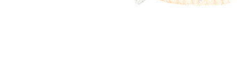

태몽은 아주 다양하답니다.
보석 꿈은 반짝반짝 소중한 아이를 얻을 꿈이고,
용이나 뱀, 호랑이가 나오는 꿈은 큰 인물이 태어날 꿈이라고들 하지요.
커다랗고 화려한 물고기가 헤엄치는 꿈도 큰 인물이 태어날 꿈이랍니다.
싱싱한 과일이 나오는 꿈은 풍요롭고 행복한 삶을 상징하기도 한답니다.
아마 앞으로 태어날 아기의 밝은 미래를 상징하는 것이겠지요?
거북이는 조직의 우두머리를 뜻한다고 합니다.
거북이가 나오거나 거북이의 등을 타고 넓은 바다를 건너는 꿈은
앞으로 태어날 아이가 리더십이 있는 사람으로 성장할 가능성을 예견한답니다.
바다에 해일이 일어나는 꿈은 아이가 해일과 같이
무엇이든 휩쓸 수 있는 강한 기상을 타고 태어난다는 것을 의미하기도 하고.

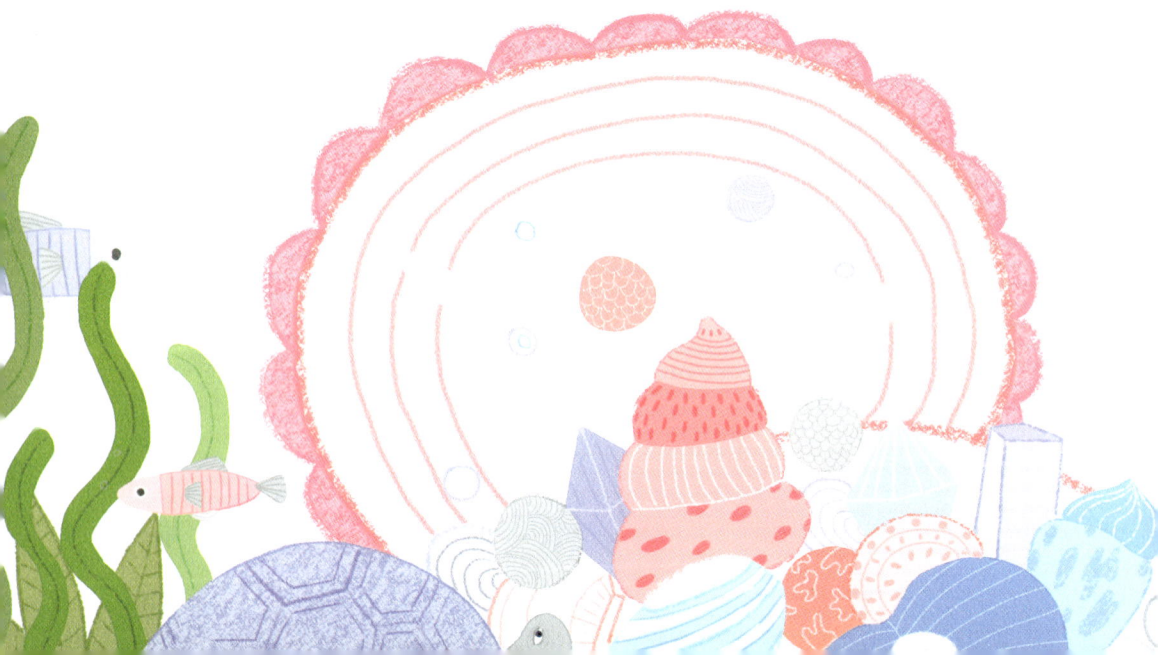

또한 예술가의 기질을 타고난다고도 볼 수 있겠죠.
말을 타고 드넓은 들판을 달리는 꿈은
아이의 인생이 말을 타고 달리듯 순탄할 것을 말해주죠.
하지만 어떤 태몽이든 엄마의 태몽은 모두 위대한 꿈이랍니다.
세상에 오직 하나뿐인 자신의 아이를 위한 소중한 태몽이기 때문이죠.

**아기와
태담
나누기**

나중에 우리 아기가 태어나면 엄마가 태몽 이야기를 해줄게.
우리 아기가 얼마나 훌륭한 사람이 될지,
또 엄마가 그 꿈을 꿨을 때 얼마나 가슴이 설레고 기뻤는지 모두 이야기해줄게.

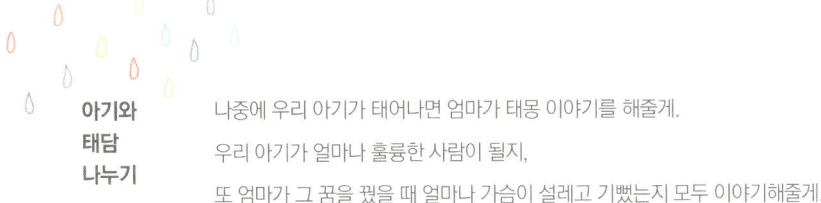

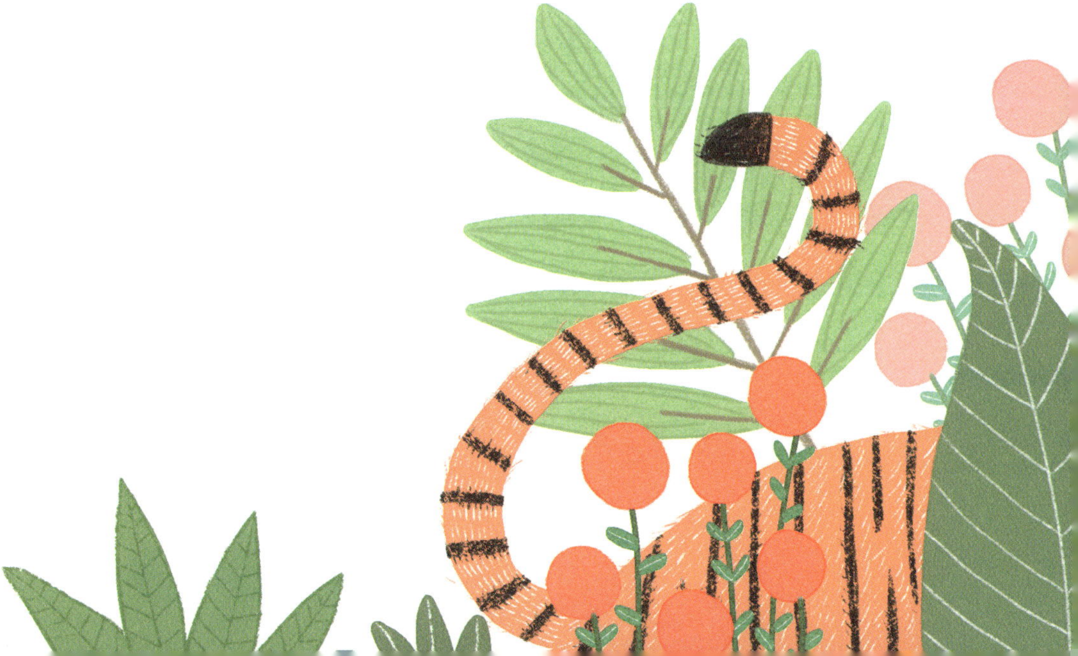

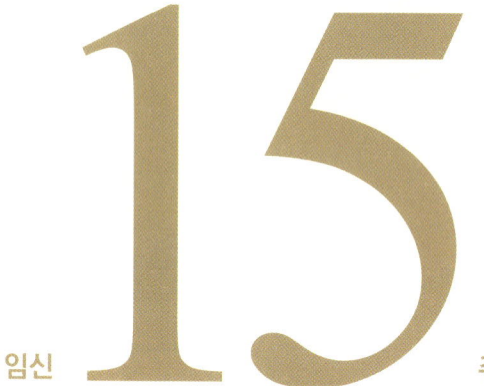

임신 **15** 주

지혜로운 유머를
구사하세요

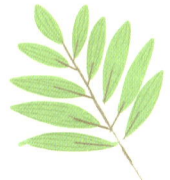

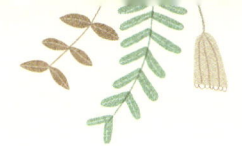

지혜로운 사람과 어리석은 사람은 생각부터가 다릅니다.
어리석은 사람은 넓은 숲은 미처 보지 못하고
나무 한 그루에 집착해서 일을 그르치곤 하지요.
당신은 숲과 나무를 모두 볼 줄 아는 현명한 어머니가 되길 바랍니다.
그래서 당신의 아이 역시 지혜로움을 깨칠 수 있기를 기원합니다.

임신 15주차 가족에게 보내는 김성수 박사의 메시지

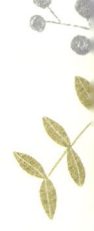

아기는요 아기의 무게는 이제 100g 정도가 됩니다. 이 시기에 초음파를 찍어보면 태아의 다양한 모습을 볼 수 있답니다. 주먹을 꽉 쥐는 모습, 눈을 가늘게 뜨고 엄지손가락을 빨고 있는 사랑스러운 모습을 관찰할 수 있어요. 근육이 발달했기 때문이지요. 눈썹과 머리카락도 서서히 자라기 시작한답니다.

엄마는요 자궁이 커지면서 자궁을 받치는 인대가 늘어나 복부와 사타구니 쪽에 통증을 느낄 수도 있어요. 근육 단련에 도움이 되는 출산 운동을 서서히 시작하면 상태가 훨씬 좋아진답니다. 유방에서는 이미 초유가 만들어지기 때문에 가끔 유즙이 나올 수 있어요. 그럴 때는 브래지어 안에 부드러운 거즈를 대어 유즙을 흡수시키고, 샤워할 때는 유두 주변을 미지근한 물로 헹구세요.

아빠는요 배가 불러오면서 아내는 평소에 입던 옷을 입지 못하게 될 거예요. 예쁜 옷을 마음껏 입지 못하는 아내의 마음을 헤아려주세요. 임부복이라도 잘 찾아보면 예쁘고 멋스러운 옷이 많답니다. 아내를 위해 편하고 예쁜 옷을 선물해주세요. 남편의 옷을 매니시하게 코디해서 입거나, 머플러 등의 소품을 활용해 배를 살짝 가려주는 것도 좋은 방법입니다.

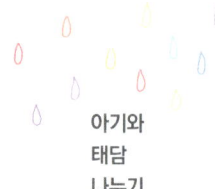

아기와 태담 나누기

아가야, 세상에는 겉만 보고 섣불리 판단해서는 안 되는 것이 많단다.
무엇이든지 실제로 알고 보면 생각과는 다른 것들이 많아.
그리고 그런 것을 찾아내기 위해서는 지혜로운 눈을 지니는 것이 중요하단다.
이제부터 엄마가 해줄 이야기도 바로 그런 거야.

아름다움을 담는 그릇

옛날에 매우 총명하지만 얼굴은 못생긴 랍비가 살고 있었습니다.
어느 날 랍비는 로마 황제의 딸을 만나게 되었답니다.
"어머나, 당신처럼 총명한 사람이
그토록 못난 행색을 하고 있다니 참 우습군요."
황제의 딸은 못생긴 랍비를 보면서 이렇게 비웃었습니다.

그러나 랍비는 평소와 다름없이 평온한 얼굴로

황제의 딸에게 궁중 안에 술이 있냐고 물었습니다.
물론 공주는 술이 있다고 대답했습니다.
못생긴 랍비는 공주에게 물었습니다.
"공주님, 궁중에 있는 술은 어떤 그릇에 담아둡니까?"
"흔히 볼 수 있는 항아리나 술병 같은 데 담아두지요."
그러자 랍비는 실망했다는 표정을 지으며 말했습니다.
"대 로마의 공주같이 높고 훌륭하신 분께서
금이나 은으로 만든 그릇도 많을 텐데 그런 싸구려 그릇을 쓰십니까?"
그러자 공주는 랍비의 말이 옳다는 생각이 들었습니다.
그래서 지금까지 쓰던 그릇을 모두
금이나 은으로 만든 그릇으로 바꾸었습니다.
물론 술도 금으로 만든 항아리에 옮겨 담았답니다.

그러자 술에서 이전과는 달리 아주 이상한 맛이 났습니다.
"누가 술맛을 이렇게 만들었느냐?"
황제는 술을 맛보고 크게 화를 냈습니다.
공주는 우물쭈물 대답했지요.
"싸구려 그릇보다 귀한 그릇에 술을 담아두는 게 낫다고 해서요."
황제에게 꾸중을 듣게 된 공주는 랍비를 찾아갔습니다.
"당신은 어떤 이유로 내가 잘못된 일을 하도록 만들었나요?"

랍비는 웃으며 대답했답니다.
"저는 다만 공주님께 아주 값지고 귀한 것이라 해도
보잘것없는 소박한 그릇에 두는 것이 더 좋을 때도 있다는 사실을
알려드리고 싶었을 뿐입니다."

**아기와
태담
나누기**

아가야, 세상에는 우리 눈에 직접 보이지는 않지만 소중한 아름다움이 많단다.
겉보기에 아름답지 않은 사람이라도
그 내면에는 보석처럼 아름다운 지혜가 숨겨져 있을 수도 있는 거야.
아가야, 엄마 아빠는 우리 아기가 외면은 물론 내면도 아름다운 사람이 되었으면 한단다.
누구나 우리 아기의 아름다움을 단숨에 알아볼 수 있도록 말이야.

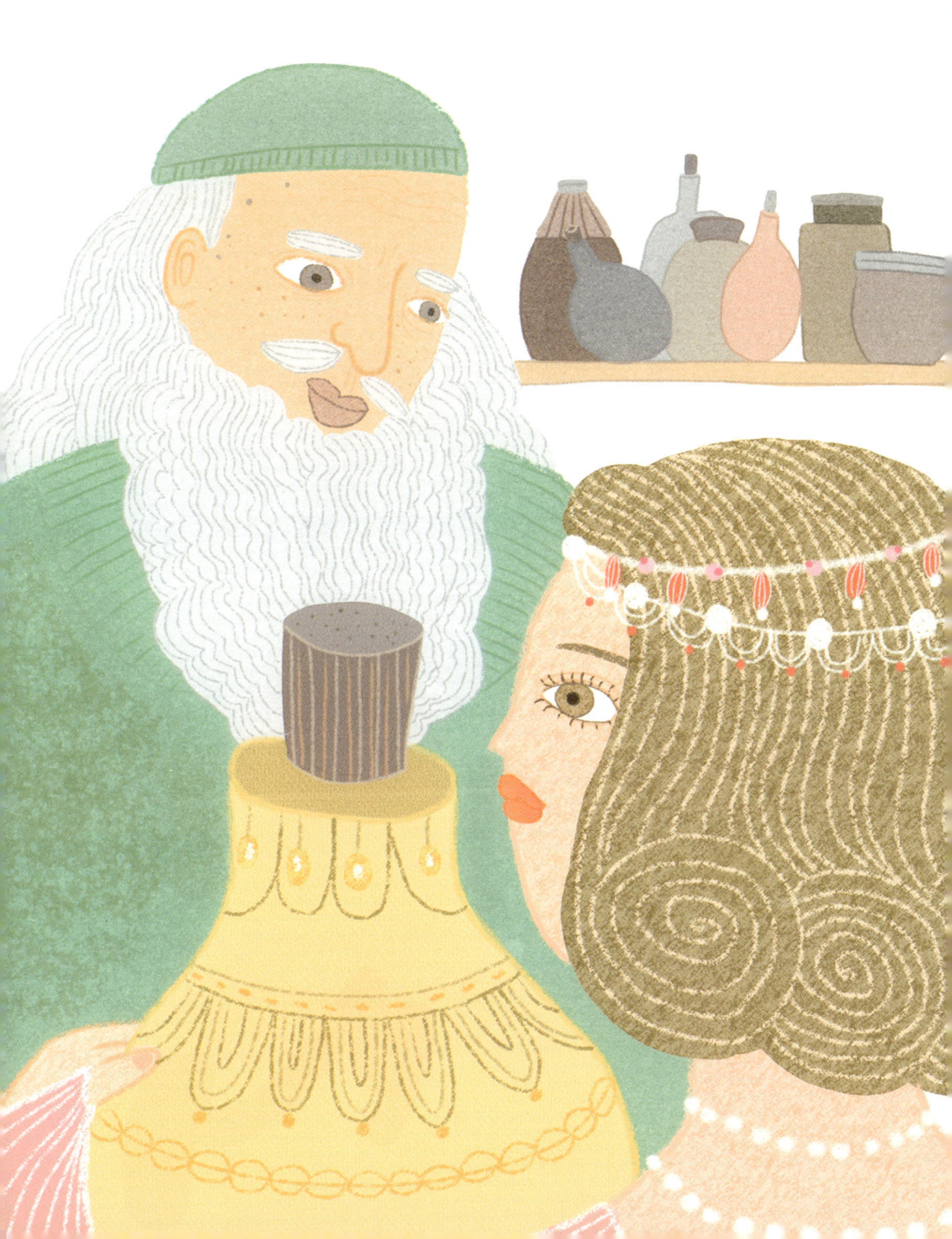

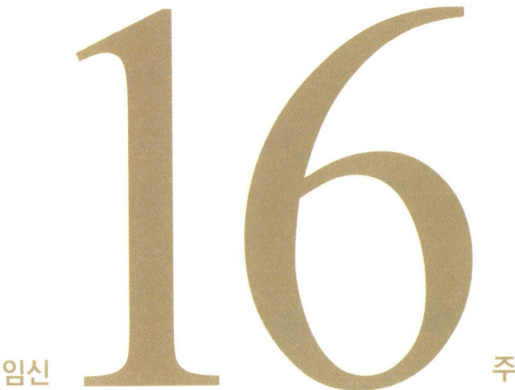

임신 **16** 주

흐린 날의 오후도
너와 함께라면 행복하단다

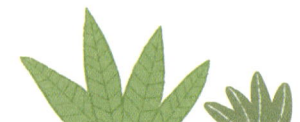

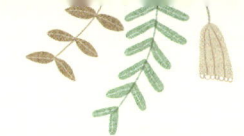

당신은 결코 혼자가 아닙니다.
설령 당신에게 우울하고 힘든 순간이 찾아와도
남편이라는 든든한 동반자와 당신 내부에서 살아 숨 쉬는 보석이
흐린 날의 우울한 오후까지도 행복하게 만들어줄 거에요.

임신 16주차 가족에게 보내는 김성수 박사의 메시지

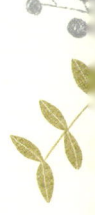

아기는요 이제 우리 아기의 크기는 12cm 정도이며, 무게는 110g 정도 됩니다. 머리를 가누기 시작하고 이전보다 하체가 잘 발달된 모습을 보인답니다. 호흡을 하다가 딸꾹질을 하기도 하는데, 태아의 기관이 아직 액체로 채워져 있기 때문에 아쉽게도 엄마는 딸꾹질 소리를 들을 수는 없어요.

엄마는요 철분 보충에 특별히 신경을 써야 하는 시기입니다. 쌍둥이를 임신했거나 빈혈이 있는 경우에는 용량이 높은 철분제를 복용하세요. 철분제는 공복에, 다른 약과 섞지 않고 먹는 것이 바람직합니다. 단 비타민 C나 주스 등은 함께 복용해도 괜찮아요. 오히려 같이 섭취하면 철분의 흡수율이 좋아지죠. 이 시기에는 전체적으로 살이 찌기 쉬우니 체중 조절에도 늘 신경을 쓰세요.

아빠는요 당신의 아기가 사랑하는 아내의 내부에서 숨 쉬고 움직이고 있다는 기쁨을 함께 누리세요. 아기가 태어나면 온 가족이 함께 할 일들을 계획해보세요. 그리고 아기가 태어나기 전 아내와 가지는 시간은 정말 소중한 것이니, 기분 전환을 위해 함께 유쾌한 영화를 보러 가거나 오랜만에 근사한 곳에서 둘만의 데이트를 즐기는 것은 어떨까요?

**아기와
태담
나누기**

아가야, 엄마도 가끔은 갑자기 눈물이 핑 돌만큼 슬픈 순간들이 있단다.
특별히 슬픈 일이 없어도 슬퍼지는 게 사람 마음이거든.
그만큼 사람 마음이란 종잡을 수 없는 것이기도 해.
하지만 엄마가 우울하면 우리 아기도 우울해지겠지.
우리 아가, 엄마와 함께 기분 전환해볼까?

아기 엄마들의 행복한 수다

오늘은 한 달에 한 번 있는 아기 엄마들의 수다 파티가 열리는 날입니다.
임신한 후에 자주 기분이 우울해지는 앵두 엄마를 위해서
선배 엄마들은 수다 보따리를 풀어놓기 시작합니다.

◆ 참외 엄마의 수다

기분이 우울할 때면 나는 오늘처럼 수다 떠는 게 딱이더라.

나는 임신하고 나서 왜 아기를 꼭 낳아야 하는지 의문이 들더라고.

지금 생각하면 정말 말도 안 되는 생각이지만

하여튼 그 당시에는 그런 생각이 들었어.

그런데 아기 엄마가 그런 생각을 하면 배 속 아기에게 얼마나 안 좋겠어?

아기가 엄마 기분을 그대로 느끼는데 말이야.

그래서 나는 일단 사람들을 많이 만나서 대화를 많이 하려고 했어.

친구들에게 전화해서 수다를 떨거나 가끔 밖에서 만나 신나게 떠드는 거지.

남편도 예외는 아니야.

내가 어떤 생각을 하고 있는지, 왜 기분이 안 좋은지 죄다 말해버렸지.

그러고 나니까 속이 시원한 거 있지.

그리고 짬이 날 때는 좋아하는 책도 많이 읽으니 한결 낫더라고.

◆ 사과 엄마의 수다

나는 말이지, 둘째를 낳고 나니까 아무것도 하기 싫더라.

일단은 내 기분부터 회복해야 아기도 제대로 돌볼 수 있을 것 같아서

아기를 친정 엄마한테 잠시 맡겼어.

그리고 남편이랑 여행도 다니고, 맛있는 것도 많이 먹으러 다녔지.

아무것도 아닌 것 같지만 그런 것이 의외로 기분 전환이 되더라고.

연애하던 시절처럼 데이트도 하니까 우울증은 절로 없어지더라.

◆ 복숭아 엄마의 수다

난 임신한 뒤 20kg이나 살이 쪄서 튼살도 생기고 몸매도 많이 망가졌지.
그래서 거울을 볼 때마다 우울했어.
옷을 사러 가도 맞는 것 하나 없고 매일 펑퍼짐한 옷을 입으니
마음도 펑퍼짐해지는 것 같고.
남편 앞에서 자신감도 없어지는 거 있지.
그런데 어느 날부터 남편이 같이 운동을 하자고 그러더라고.
처음에는 내가 뚱뚱해서 그런가 하고 속상하기도 했는데
일주일에 두세 번씩 가볍게 산책이라도 하니까 한결 몸이 가볍더라.
낮은 산에 올라가서 약수를 떠 오기도 하고.
역시 사람은 집에만 있으면 이유 없이 우울해지나 봐.
규칙적으로 시원하고 맑은 공기를 마시는 게 얼마나 정신 건강에 좋은지
아직도 모르는 건 아니겠지?

◆ 딸기 엄마의 수다

나는 원래 사람들 만나는 걸 좋아하는 성격인데
임신하고 집에만 있으니까 정말 못 견디겠더라.
그래서 내가 나갈 수 있는 모임을 인터넷에서 직접 찾아봤어.
나랑 비슷한 아기 엄마들이 있는 모임에 자주 나가서 아기용품도 같이 사고,

십자수도 하고, 또 예비 엄마들끼리 허물없이 이야기도 나누고 하니까
오히려 매일매일이 즐거워지더라고.
아, 그리고 뭔가 배우고 싶다는 생각에 그림을 배우기 시작했어.
예전부터 무척 배우고 싶었는데 막상 시작하기가 쉽지 않아서 망설였거든.
그런데 그림을 그리면서 내 일에 집중하는 시간이 생기니까
마음의 짐을 벗어던진 듯 개운해지는 거야.
그림을 그리면서 내가 좋아하는 음악을 듣는 일도 참 즐거워.

아기와 태담 나누기

아가야, 엄마들의 수다를 들으니까 어때?
사실 엄마는 엄마 혼자만 이렇게 답답한 기분을 느끼는 줄 알았는데
나와 같은 엄마들의 이야기를 들으니 마치 동지가 생긴 것 같아.
엄마도 이제부터 답답하거나 우울해질 때면 친구들을 만나서 신나게 수다를 떨거나,
좋아하는 음악도 마음껏 듣고, 평소에 관심 있었던 분야에 도전도 해볼 거야.
아무리 우울하고 흐린 날의 오후라도 우리 아기가 늘 함께 있으니까
더 이상 우울해하지 말아야지.
너에게 자랑스러운 엄마가 되도록 더 노력해볼게.

임신 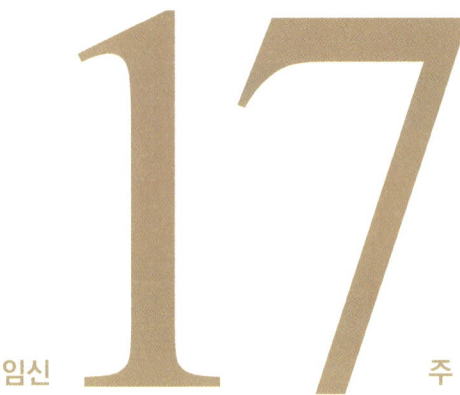 주

세상의 정의로움을
알게 하세요

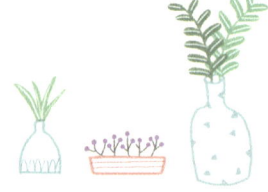

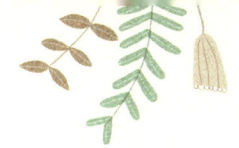

세상에는 우리가 미처 알지 못한 수많은 정의가 숨어 있습니다.
그리고 진정한 정의로움 앞에서도
우리는 그것이 정의인지 알아채지 못하곤 하지요.
시기와 이기심이 판을 치는 세상의 이 탁한 공기 속에서
당신은 아이에게 진정한 정의로움으로 무장하는 법을 가르쳐주어야 합니다.
속도 모르는 어리석은 자들이 비웃는다 하더라도
묵묵히 정의를 실천하는 방법을 말이죠.

임신 17주차 가족에게 보내는 김성수 박사의 메시지

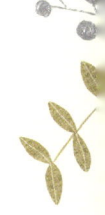

아기는요 태아의 청각 기관이 크게 발달하는 시기입니다. 이제 몸무게가 200g 정도 나가는 태아에게 엄마 배 속은 안전하고 따뜻한 놀이터와 같아요. 아기는 탯줄을 만지작거리면서 놀기도 하고 단잠에 빠져 꿈나라를 여행하기도 하지요. 우리 아기는 무슨 꿈을 꾸고 있을까요?

엄마는요 아이를 낳은 경험이 있는 경산부인 경우에는 태동을 느낄 수 있는 시기랍니다. 가만히 우리 소중한 아기의 움직임에 집중해보세요. 아가가 움직일 때마다 아기에게 말을 걸어보세요. 혈액량의 증가로 인해 모세혈관에 압력이 늘어나 코피나 잇몸 출혈 등을 일으킬 수도 있으니 미리 알아두세요.

아빠는요 아내의 체중 관리에 각별히 신경을 써주세요. 임신 중에 좋은 운동으로는 수영이나 수중 에어로빅, 걷기 등이 있답니다. 수영처럼 물에서 하는 운동은 물의 부력이 몸을 편안하게 만들어주기 때문에 임신부에게 특히 좋습니다. 평소 아내가 수영을 해왔다면 임신 중기부터 다시 수영을 시작하는 것이 좋습니다. 아내와 함께 매주 한두 번 정도 수영장 데이트를 즐기는 건 어떨까요?

**아기와
태담
나누기**

우리 아기는 진정한 정의로움이 무엇인지 알고 있니?
엄마 역시 지금까지 세상을 정의롭게만 살아왔다고 자신할 수는 없단다.
때때로 나 자신만을 생각하고 이기적인 행동을 하기도 했지.
오늘 엄마가 해줄 이야기는 자기 자신보다 다른 사람을 먼저 생각하고
세상의 정의로움을 몸으로 보여준 한 사람의 이야기란다.

별이 된 슈퍼맨

나는 그 사람을 등굣길에 처음 보았습니다.
사람들이 웅성거리는 소리가 들려 그곳을 바라보니
한 괴상한 남자가 사람들에게 전단지를 나누어주고 있었습니다.
그 사람은 제법 쌀쌀한 가을 날씨임에도 불구하고
반소매 티에 반바지 차림이었습니다.
게다가 어깨까지 오는 긴 머리에 번득이는 눈빛이,
한눈에도 정신이 좀 이상한 사람처럼 보였답니다.

그런데 그 사람이 나누어준 전단지의 내용은 더 황당했습니다.
비뚤비뚤한 글씨로 직접 쓴 글을 복사한 듯한
그 전단지에는 이렇게 쓰여 있었습니다.

    나는 이 거리를 수호하는 슈퍼맨이오.
    어려울 때 슈퍼맨을 불러주시오!
    이 거리에서 악과 싸우다 억울하게 죽거나
    피해 받는 사람은 이제 사라질 것이오.
    - 슈퍼맨

학교에서도 그날의 화제는 바로 그 이상한 슈퍼맨이었습니다.
모두들 그를 정신병자로 생각하고 웃었으며, 곧 그를 잊었답니다.
며칠 후 반 아이들과 점심을 먹기 위해 밖으로 나서는데
한 친구가 내 옷깃을 잡아끌며 한쪽을 가리켰습니다.
바로 그 슈퍼맨이었습니다.
그가 워낙 유명했기 때문에 슈퍼맨 주위에는
이미 많은 사람들이 모여 있었습니다.
그는 마침 빌딩 공사장 앞에 널린 자재들을 치우고 있던 중이었습니다.
곧 공사장 인부들이 나타나서, 험악한 표정으로
당신이 뭔데 여기 물건을 마음대로 옮기냐며 소리쳤습니다.

그런데 오히려 그가 당당하게 그들을 꾸짖었습니다.
"나는 슈퍼맨이오. 당신들이 공사하는 것은 좋지만
길을 지나가는데 불편을 주는 것은 이 슈퍼맨이 용납할 수 없소!"
공사장 인부들은 말문이 막혔는지 잠자코 서 있다가 돌아갔습니다.
그는 작은 승리감에 도취됐는지 사람들에게
   언제나 자기를 불러달라고 큰소리를 쳤답니다.
    '와' 하는 폭소와 함께 사람들은 큰 박수를 쳐주었습니다.
     그 후에도 슈퍼맨은 종종 우리 학교 앞에서
     사람들을 황당하게 만들었답니다.
      거리에서 여자를 희롱하는 취객과 싸우기도 하고,
      길에다 함부로 담배꽁초를 버린 학생을 잡으러
      학교 안까지 들어와 소란을 피우기도 했습니다.
      그는 여전히 이 거리의 수호자, 슈퍼맨이었습니다.

     어느 날 나는 정류장 앞 포장마차에서 배고픈 듯
     어묵을 먹고 있는 슈퍼맨을 보았습니다.
     슈퍼맨이 사라지자 나는 포장마차의 주인 아주머니께

그에 대해 물었습니다.

"아주머니, 저 사람 아세요? 좀 이상하던데."

"알긴 알아. 이상한 사람이지.

그런데 정말 불쌍한 사람이야.

제정신은 아니지만 참 착한 사람이지."

"어떻게 아시는데요?"

"나도 처음엔 그 사람이 그 사람인 줄 몰랐어.

몇 년 전에 바로 요 앞길에서 꽝 하는 소리가 나서 나와보니까

트럭이랑 소형차가 충돌한 거야.

트럭 운전사가 졸다가 중앙선을 넘었다지, 아마.

그런데 그 소형차에 아까 그 사람이 타고 있었대.

자기 상처도 심했는데 뒤집힌 차 안에 있는 사람들을 구하려고 했어.

아마 그 사람의 가족이 차 안에 있었나 봐."

나는 그렇게 슈퍼맨의 가슴 아픈 과거를 알게 되었습니다.

내가 그를 마지막으로 본 것은 며칠 후였습니다.

수업이 일찍 끝나 교문을 나서는데 큰길에서 교통사고가 났습니다.

버스가 급정거하는 앞 택시를 피하지 못해서 일어난 사고였습니다.
택시 안에서 사람들의 아우성 소리가 들렸지만
그 누구도 불붙은 택시에 섣불리 다가서지 못했습니다.

그때 구경하던 사람들 사이로 한 사람이 뛰어나왔습니다.
설마 했는데, 바로 슈퍼맨이었습니다.
그는 잠시의 머뭇거림도 없이 불붙은 택시로 다가가
뒤집힌 택시를 들어 올리려고 했습니다.
택시를 잡은 그의 손에도 금세 불이 옮겨 붙었습니다.
하지만 그는 멈추지 않았습니다.
처음에는 그저 바라보고만 있던 사람들의 분위기도 차츰 바뀌었습니다.
모든 사람들은 그가 진짜 슈퍼맨처럼 그 택시를 번쩍 들어 올려주길 바랐답니다.
하지만 택시의 불길은 점점 거세져 결국 슈퍼맨의 옷에도 옮겨 붙었습니다.
사람들은 걱정스러운 비명을 지르며 그를 바라보았습니다.
그 순간 믿어지지 않는 일이 일어났답니다.
한 사람의 힘으로 도저히 들어 올릴 수 없을 것 같던
택시가 조금씩 움직이기 시작했습니다.
그가 가슴 높이까지 택시를 들어 올리자,
그 밑에 깔려 있던 사람들이 하나둘씩 기어 나왔습니다.
택시 운전사와 남자 어른 한 명, 어린 여자아이까지 모두 무사했습니다.

사람들은 우레와 같은 박수를 치기 시작했습니다.

모든 사람들이 안전한 곳으로 피한 뒤,

슈퍼맨은 비로소 택시를 내려놓으며 그 자리에 쓰러지고 말았습니다.

곧 구급차가 도착했지만 그는 이미 의식이 없었습니다.

나는 그 이후로 두 번 다시 그를 만날 수 없었습니다.

하지만 이젠 진심으로 믿습니다.

늘 미친 사람이라 손가락질 받던 그 사람이야말로

진정한 슈퍼맨이었다는 것을요.

요즘에도 나는 종종 밤길을 걷다가

밤하늘에 외롭게 빛나는 별 하나를 바라볼 때면 슈퍼맨이 생각납니다.

모두가 비웃었지만 묵묵히 정의를 실천하는 그의 모습이

밤하늘에서 혼자 빛나는 외로운 별의 모습과 닮았기 때문입니다.

아기와 태담 나누기

아가야, 사랑하는 우리 아가야. 엄마는 말이야.

슈퍼맨이 아마도 어두운 하늘 한 귀퉁이를 밝게 비추는 별이 되었을 거라고 생각해.

그에게는 별이 될 자격이 충분히 있단다.

슈퍼맨은 옳은 일 앞에서 늘 망설이는 법이 없었으니까.

임신 **18** 주

모든 시름을 잊고
음악에 몸을 맡겨보세요

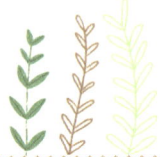

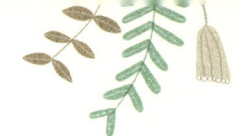

당신이 좋아하는 음악이라면 무엇이든 좋습니다.
클래식을 들어도 좋고, 록을 들어도 좋고, 힙합이나 재즈를 들어도 좋습니다.
신나는 트로트 메들리 박자에 신나게 춤을 추는 당신은 이미 전문 댄서입니다.
자신이 하고 싶은 일에 마음껏 취해보는 것,
그것이 바로 이상적인 뇌 태교의 정답이랍니다.

임신 18주차 가족에게 보내는 김성수 박사의 메시지

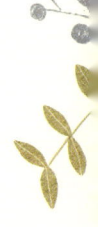

아기는요 외형으로 아기의 귀가 보이기 시작하는 시기입니다. 이 시기에는 심장의 움직임도 활발해져서 청진기로 태아의 심장 뛰는 소리를 들을 수 있습니다. 뼈도 서서히 단단해지기 시작합니다. 아직 엄마의 자궁 속에서 움직일 공간이 충분하기 때문에 태아는 다양한 자세로 활동하기 시작합니다. 때로는 장난스럽게 발길질을 하기도 한답니다.

엄마는요 이 시기에는 첫 태동이 느껴지기도 합니다. 충치의 세균이 태아에게 감염을 일으킬 수 있으므로 필요한 경우 치아 치료를 하는 것이 좋습니다. 임신 중기부터는 요통을 자주 겪게 되는데, 늘 허리를 곧게 펴는 습관을 들여야 통증을 줄일 수 있습니다. 임신부 복대나 거들을 착용하면 배를 따뜻하게 보호해주고 허리를 든든하게 받쳐주지요.

아빠는요 아내의 배를 자주 쓰다듬어주면서 아내와 함께 아기에게 말을 걸어보세요. 아직 태아의 움직임은 겉에서 만져보는 것으로는 잘 느낄 수 없지만 민감한 여성은 태아가 배 속에서 꼬물거리는 것을 느낄 수 있답니다. 아내와 함께 아기의 움직임을 마음으로 느껴보세요. 세상 밖으로 나오기 위해 부지런히 움직이는 우리 아기의 마음을 느껴보세요.

아기와 태담 나누기

아가야, 엄마는 가끔 우리 아기 발길질에 깜짝깜짝 놀란단다.
하지만 우리 아기가 건강하게 지낸다는 신호인 것 같아 안심하곤 하지.
아가야, 이제부터 엄마가 매일매일 즐거운 음악을 들려줄게.
엄마 아빠와 함께 음악에 맞추어 신나게 춤춰보자.

우리만의 오케스트라

꾸르륵꾸르륵

오늘도 엄마 배 속에서는 사랑의 오케스트라가 연주회를 열었습니다.

지휘자가 하나, 둘, 셋, 연주 시작을 알리면
룰루랄라 상쾌한 플루트 소리에 우리 아기 기분 좋게 헤엄치고,
뚜뚜빵빵 힘찬 트럼펫 소리에 우리 아기 두두두두 발길질도 합니다.
쿵쿵 탕탕 큰북, 작은북 소리에 엄마와 아기 모두 신이 납니다.

엄마는 아빠의 두 손을 잡고 방 안에서 흔들흔들 조심해서 춤을 춥니다.
우리 아기도 엄마 리듬에 맞추어 흔들흔들 춤을 춥니다.

땡땡땡땡 맑은 실로폰 소리에
엄마 아빠는 경쾌한 발동작으로 폴카를 춥니다.
두 박자의 빠른 리듬에 맞추어 신나게 폴카를 추다 보면
시간 가는 줄 모를 만큼 즐겁답니다.

굵고 무거운 튜바 소리와 부드러운 바순 소리에
엄마와 아빠는 춤을 멈추고 푹신하고 편안한 의자에 앉아 잠시 쉽니다.

부드러운 하프 소리에 엄마와 아기는 스르륵 잠이 듭니다.
아빠는 부드러운 손길로 우리 아기 자장자장, 엄마 배를 어루만져줍니다.

잠든 아기는 꿈속에서도 엄마 배 속을 부드럽게 헤엄칩니다.
엄마 배 속 세상만큼 편안하고 따뜻한 곳도 없거든요.

엄마 배 속 오케스트라는 오늘도 우리 아기를 위해 자장가를 연주합니다.
내일 아침 우리 아기가 눈뜰 때,
오케스트라는 빰빠빠빠 신나는 음악을 다시 연주하겠죠.

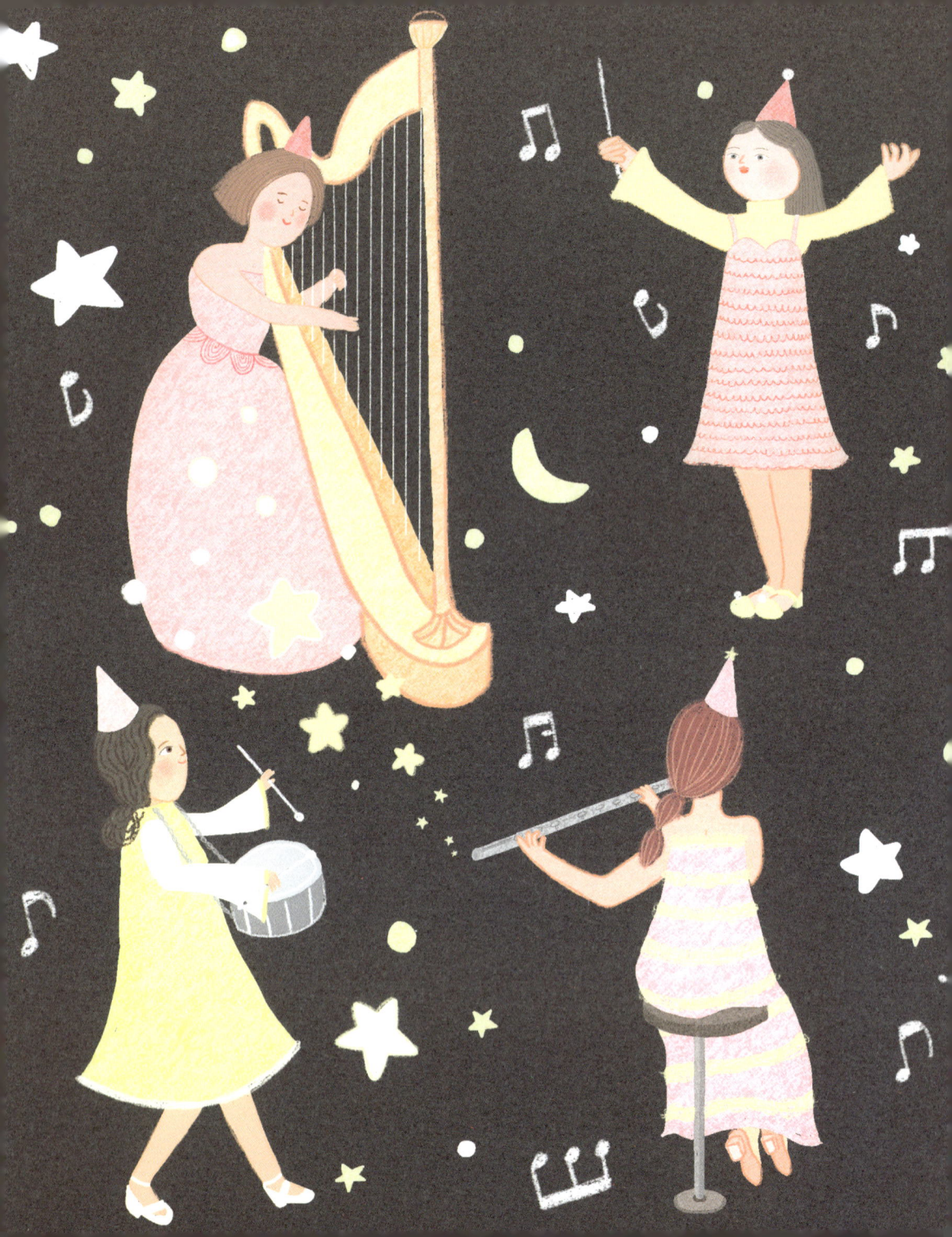

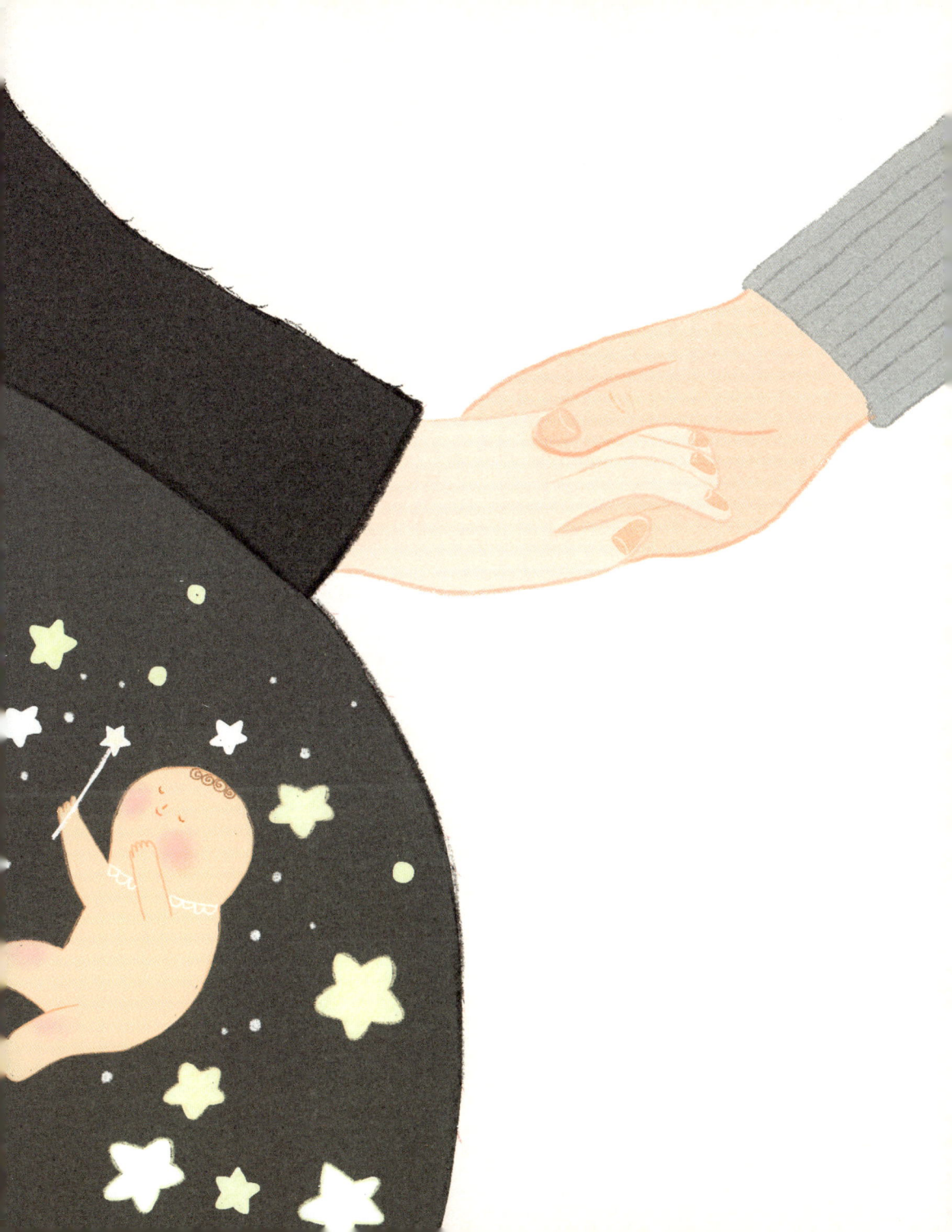

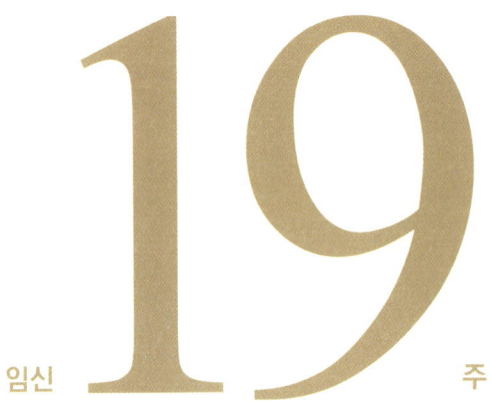

임신 19 주

엄마는 너를 위해
한밤에도 가래떡을 썬단다

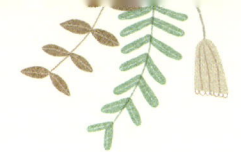

당신은 세상에 하나뿐인 씨앗을 심었습니다.
씨앗은 당신이 주는 물과 영양분을 먹고 무럭무럭 자라납니다.
당신의 손길에 따라 싱싱한 싹을 틔우고, 줄기를 뻗고, 또 꽃도 피울 것입니다.
그리고 언젠가 튼튼한 줄기에 달콤한 과일을 주렁주렁 매달겠지요.
이 모든 것이 당신의 사랑과 정성에 달려 있다는 걸.
당신은 진작부터 알고 있었습니다.

임신 19주차 가족에게 보내는 김성수 박사의 메시지

아기는요 태아의 뇌가 가장 많이 발달하는 시기입니다. 근육을 뇌에 연결하는 운동신경원이 발달해서 이제 태아는 마음대로 움직일 수 있답니다. 초음파 촬영 시에도 태아의 활발한 움직임이 관찰됩니다. 팔과 다리를 구부렸다가 다시 펴고, 손가락을 빠는 등 다양한 행동을 보이고 표정도 풍부해집니다. 어서 빨리 세상에 나오고 싶은 모양이에요.

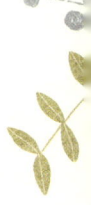

엄마는요 자궁의 크기가 거의 배꼽까지 올라오고, 약간의 호흡 곤란 증세를 느낄 수도 있지만 일반적인 현상이니 걱정하지 않아도 됩니다. 질에서 희고 누르스름한 분비물이 자주 흐를 수 있는데, 이는 임신 중에 질 주변의 피부나 근육으로 흘러 들어가는 혈액량이 늘어나면서 생기는 현상입니다. 지극히 정상적인 일이지만 분비물의 색깔이나 냄새가 이상하면 의사의 검진을 받는 편이 좋습니다.

아빠는요 임신부는 인스턴트 음식이나 가공식품, 카페인이 함유된 음식은 먹지 않는 것이 좋습니다. 남편도 아내와 같이 이런 음식들을 평소에 멀리하고 부부를 위한 웰빙 식탁을 차려보세요. 평소 커피를 좋아하던 아내 옆에서 눈치 없이 혼자 커피를 홀짝홀짝 마신다거나, 패스트푸드를 잔뜩 사와서 텔레비전을 보며 생각 없이 먹는다거나 하는 행동은 설마 하지 않겠죠?

**아기와
태담
나누기**

아가야, 위대한 사람들도 처음부터 모두 훌륭한 것은 아니었단다.
한석봉이 위대한 명필가가 될 수 있었던 뒤에는
아들의 실력 향상을 위해 불을 끄고 가래떡을 썰던 위대한 어머니가 있었단다.
엄마도 우리 아기에게 도움과 조언을 아끼지 않는
훌륭한 엄마가 될 수 있도록 늘 최선을 다할 거야.
아이를 위해 한밤에도 가래떡을 써는 한석봉의 어머니처럼 말이야.

위대한 교육자

한 소년의 어머니는 그가 어려서부터 글을 가까이할 수 있도록
틈나는 대로 글을 읽고 시를 쓰는 모습을 직접 보여주었답니다.
또한 농사의 소중함을 깨닫게 하기 위해서
땅에 나무를 심고, 농사일하는 모습도 보여주었습니다.
그리고 늘 남편을 존중하는 태도를 보여주어 효심을 길러주었답니다.
말보다는 행동으로 실천했던 그 어머니의 이름은 '사임당'입니다.

그 훌륭한 어머니를 둔 소년의 이름은
조선 중기의 훌륭한 정치가이며 학자였던 '이율곡'입니다.
그는 열세 살에 진사시험에서 장원을 했으며 효성 또한 지극했다고 합니다.
율곡은 스물아홉 살에 벼슬길에 올라 이조, 형조, 병조 판서 등을 두루 거치며
이황과 더불어 조선시대 유학의 쌍벽을 이루었습니다.

또 다른 한 소년의 이야기입니다.
그 소년은 불행하게도 어려서부터 관청의 노비가 되기 위해
길을 떠나게 되었습니다.
소년의 어머니는 소년이 떠나기 전 그를 꼭 껴안고
"사내대장부는 웬만한 슬픔이나 고통쯤은
이겨낼 수 있어야 한다."라며 다독였습니다.

어머니의 말씀에 용기를 얻은 소년은
비록 천민으로 태어났지만 자신의 신분을 원망하지 않고
맡은 일에 최선을 다했답니다.
이런 노력 덕분에 소년은 결국 왕까지 감탄시켜
노비 신분에서도 풀려날 수 있었습니다.
그 소년의 이름은 바로 '장영실'입니다.

장영실은 기생의 아들로 태어나
마을 아이들로부터 따돌림을 당하기도 했지만
손재주를 인정받아 궁궐에 들어갈 수 있었답니다.
세종대왕은 장영실의 뛰어난 솜씨에 감탄해
노비 신분에서 벗어나게 해주고,
연구에 전념할 수 있도록 배려했습니다.
이처럼 자신의 신분을 한탄하지 않고 꾸준히 노력한 그는
자격루, 간의, 앙부일구, 측우기 등을 만들어
우리나라를 대표하는 과학자가 되었습니다.

마지막 소년에 대한 이야기입니다.
학교 성적은 낙제였지만 소년에게는
늘 자신을 믿어주는 어머니가 있었습니다.
그는 어려서부터 호기심이 왕성해 "왜?"라는 말을 입에 달고 다녔고,
선생님의 의견이 옳지 않다고 반박하는 등
매번 엉뚱한 말을 하기 일쑤였기에
학교에서는 그를 별로 달갑게 여기지 않았습니다.
심지어 선생님께 얼간이라는 소리를 듣기도 했지요.
하지만 그의 어머니는
"저는 제 아들이 이상하다고 생각하지 않습니다."라며

아들의 가능성을 굳게 믿었습니다.

그는 늘 자신에게 든든한 버팀목이 되어주었던 어머니 덕분에
스물두 살에 자동 투표 기록기로 최초의 특허를 얻었고,
그 이후로도 발명에 힘을 기울여 축음기, 활동사진기, 영사기 등
1,300여 개가 넘는 발명품을 발명하게 되었습니다.
그 소년의 이름은 바로 '에디슨'입니다.

**아기와
태담
나누기**

아가야, 엄마가 비록 너에게 천부적인 재능을 선사할 수는 없지만
네가 너의 재능을 발견하고, 또 키워나갈 수 있도록
늘 조언과 격려를 아끼지 않을 거란다.
그리고 너의 있는 그대로의 모습을 사랑하고 존중할 거야.

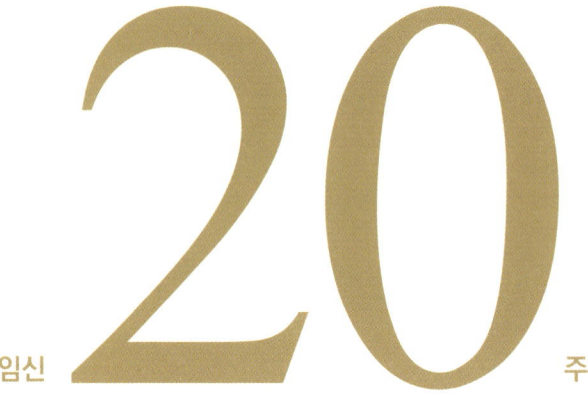

임신 **20** 주

순수한 영혼을
발견하세요

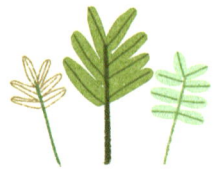

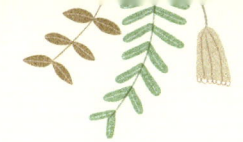

수많은 엄마들이 아이를 어떻게 키울 것인지 고민하곤 합니다.
당신의 아이는 무엇을 가장 먼저 배워야 할까요?
인사를 잘하고, 밥을 잘 먹고, 깨끗하게 세수를 하는 것은 누구나 배울 수 있습니다.
그러나 당신이 아이에게 바라는 것은 오직 때 묻지 않은 순수한 마음입니다.
아이 특유의 천진난만함으로 모두를 미소 짓게 하는 '그 힘' 말입니다.

임신 20주차 가족에게 보내는 김성수 박사의 메시지

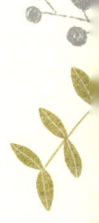

아기는요 이 시기 태아의 몸무게는 300g이 넘기 시작합니다. 반투명한 피부에는 솜털이 전신을 덮고 있고, 머리에서는 머리카락이 나기 시작합니다. 또 앙증맞은 손에 손톱도 자라기 시작한답니다. 보고, 듣고, 맛을 느낄 수 있는 감각 기관의 신경세포가 발달하는 시기이기도 하죠. 우리 아기가 어떤 음식을 좋아할지 궁금하죠?

엄마는요 예전에 임신중독 경험이 있거나, 나이가 많거나 혹은 혈압이 높은 경우 등 임신중독 가능성이 높은 산모는 칼슘, 마그네슘의 보충이 아주 중요한 시기입니다. 칼슘, 마그네슘 함유량이 높은 음식을 섭취하거나 영양제 등으로 보충하세요. 이 시기에는 아기의 태동을 확실히 느낄 수 있으며 체중이 본격적으로 늘기 시작합니다. 보통 한 달에 1.5kg 정도의 체중이 증가하는데, 이 시기에는 2kg 이상은 늘지 않도록 조절하는 것이 바람직합니다.

아빠는요 요즘에는 태아의 건강 상태를 파악할 수 있는 기구가 시중에 많이 나와 있답니다. 태아의 심장 뛰는 소리를 들을 수 있는 베이비 케어라는 기구도 있지요. 이 기구를 이용해서 태아의 심장 뛰는 소리를 들을 수도 있고, 심장 박동수도 확인해볼 수 있습니다. 정상적인 태아의 심장 박동수는 분당 120~160회랍니다. 아내와 함께 아이의 건강 상태도 미리미리 체크해보세요.

**아기와
태담
나누기**

아가야, 엄마는 모름지기 순수한 사람이 제일이라고 생각한단다.
영혼이 정말 순수한 사람은 어떤 사람도 결국 감동시켜 버리니까.
우리 아기는 엄마 아빠를 닮아 똑똑하고 귀엽겠지만,
엄마는 무엇보다도 너를 순수한 사람으로 키우고 싶어.
누구나 너의 순수함에 마음이 포근해질 수 있도록 말이야.

하이디의 꽃다발 🔊

스위스에는 동쪽과 서쪽으로 길게 뻗은 아름다운 산이 있습니다.
그 산은 바로 알프스 산입니다.

어느 날 하이디라는 어린 소녀가 이모의 손을 붙잡고
할아버지가 계시는 알프스 산을 찾게 되었습니다.
부모님이 돌아가셔서 고아가 된 하이디를
이모가 계속 맡아 기르기에는 형편이 어려웠기 때문이었죠.

하이디의 할아버지는 산속에 혼자 사는
괴팍한 사람으로 악명이 자자했습니다.
할아버지는 하이디를 보고 당장 화부터 냈습니다.
"이 산속에서 노인 혼자 어떻게 어린아이를 기르라는 말이냐!"
하지만 이모는 하이디를 할아버지께 맡기고
서둘러 산을 내려가 버렸답니다.

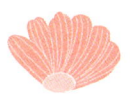

무뚝뚝한 표정으로 늘 화만 내던 할아버지는
천진난만한 하이디를 보고 마음이 한결 누그러들었습니다.
그래서 어린 하이디를 위해 작은 책상과 의자, 침대도 만들어주고
늘 신선한 우유도 준비해주었답니다.

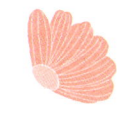

어느 날 하이디는 하얀 양떼가 가득한 넓은 들판에서
마냥 신이 나서 뛰놀았습니다.
꽃을 따서 앞치마에 담기도 하고,
꽃 속에 파묻혀 향기에 취하기도 했습니다.
하이디는 예쁜 꽃들을 집에 혼자 계시는 할아버지께
서둘러 보여드리고 싶었답니다.
그래서 가지고 있던 도시락 가방에
꽃을 가득 담아 집으로 가져갔습니다.

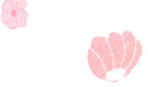
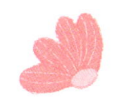

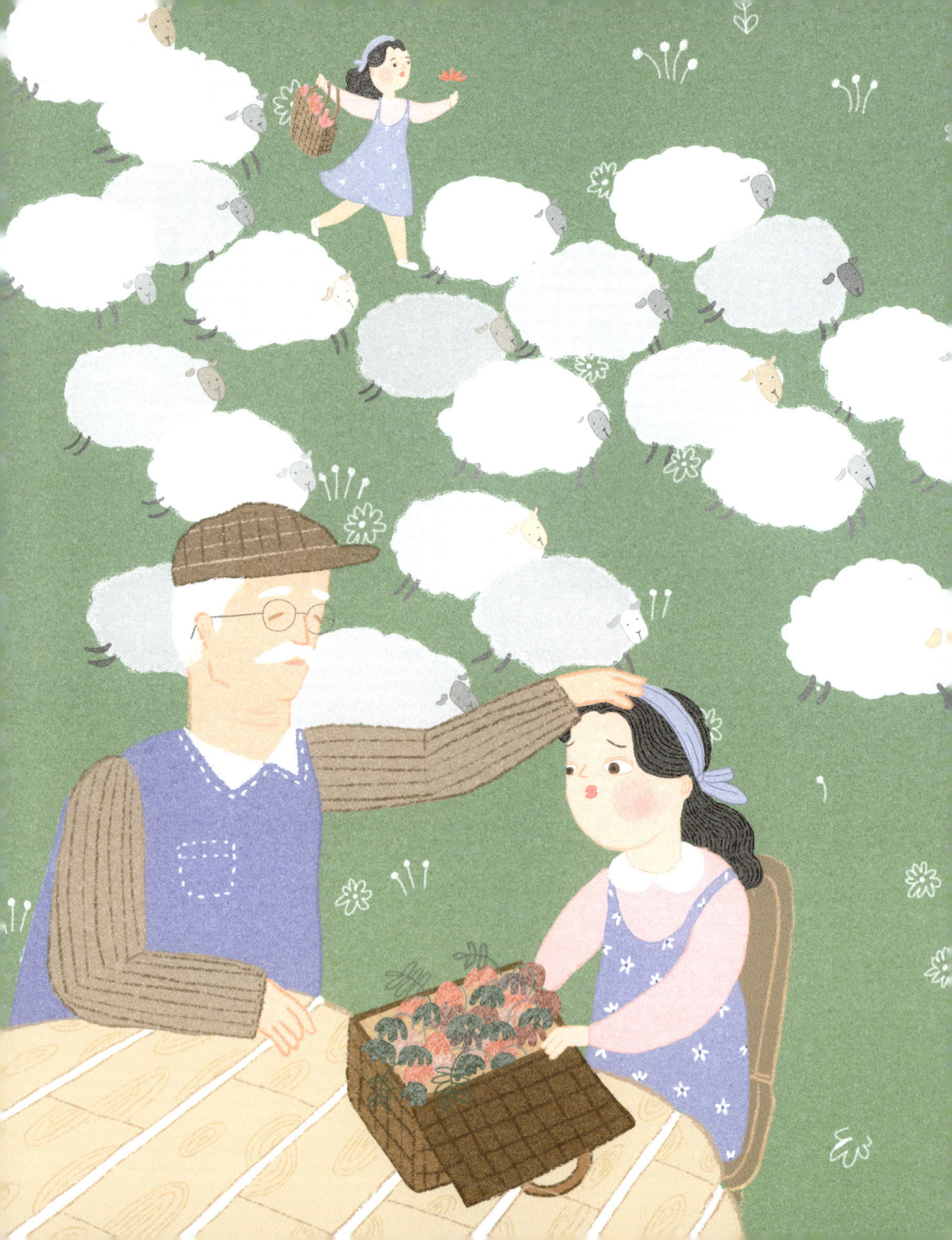

하이디는 할아버지 옆에 앉아 들판에서 있었던
즐거운 일들을 재잘재잘 이야기했습니다.
그리고 꽃을 보여드리기 위해 짠 하고 도시락 가방을 열어보였습니다.
그런데 꽃이 몽땅 시들어버렸지 뭐예요.
"아이 참, 다 시들었잖아!"
실망한 하이디의 시무룩한 표정이 할아버지는 그렇게 귀여울 수 없었답니다.
할아버지는 크게 웃으며 하이디의 머리를 쓱쓱 쓰다듬어주셨습니다.
어느새 할아버지의 얼음장 같은 마음은
어린 하이디의 천진난만함으로
봄 햇살에 눈이 녹아내리듯 따뜻하게 녹기 시작했답니다.

— 요한나 슈피리의 『알프스 소녀 하이디』 중에서

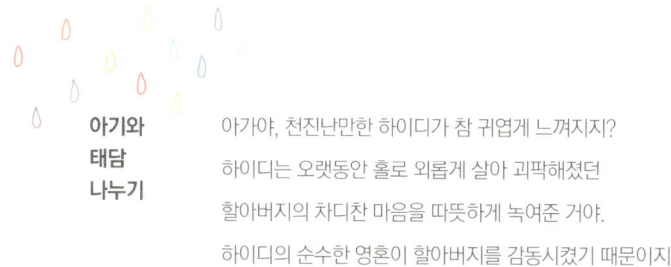

아기와 태담 나누기

아가야, 천진난만한 하이디가 참 귀엽게 느껴지지?
하이디는 오랫동안 홀로 외롭게 살아 괴팍해졌던
할아버지의 차디찬 마음을 따뜻하게 녹여준 거야.
하이디의 순수한 영혼이 할아버지를 감동시켰기 때문이지.

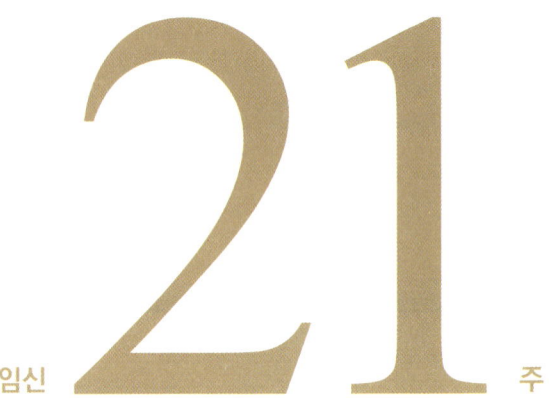

임신 **21** 주

손에 손 잡고
재미난 노래를 불러보세요

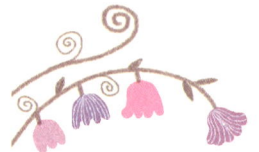

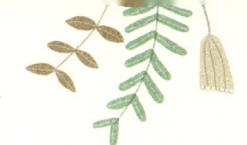

아이와 함께 노래 부르는 상상을 해보세요.
노래를 부른다는 것은 가슴의 울림을 당신만의 목소리로 표현하는 일입니다.
목청이 시원하게 터지며 즐거운 멜로디가 흘러나오는 기쁨을 만끽하세요.
아내가 노래 부르면 남편도 함께 따라 불러보세요.
부부의 목소리가 아름답게 어우러질 때
배 속의 아기도 함께 장단 맞추어 노래 부를지도 몰라요.

임신 21주차 가족에게 보내는 김성수 박사의 메시지

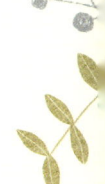

아기는요 정밀 초음파 검사로 태아의 구조적 이상 여부를 확인하고, 자궁경부 길이 측정으로 조산 가능성을 예측하는 시기입니다. 혹시라도 소중한 아기에게 문제가 없는지 꼼꼼하게 검사하세요. 소화 기관이 발달하는 시기라 태아는 양수 안에 들어 있는 수분을 열심히 흡수합니다. 그리고 태아의 피부를 보호하는 태지가 점점 많이 분비되지요.

엄마는요 발이 자주 붓거나 종아리에 경련이 올 수 있으니 임신부 체조를 시작해보세요. 평소에 하는 가벼운 스트레칭을 포함해 몸을 유연하게 할 수 있는 임신부 요가도 좋습니다. 물론 체조를 할 때 무리하면 안 돼요. 심하게 몸을 움직이거나 높은 곳에 올라가는 것은 피하고 틈틈이 휴식을 취하세요.

아빠는요 이 시기에 아내의 아랫배는 눈에 띄게 두드러집니다. 자궁이 그만큼 커졌기 때문인데 혈액 순환을 방해하고 정맥을 압박해서 부종이나 정맥류가 생기기 쉬워요. 체질에 따라 다르긴 하지만 임신부의 절반 정도가 정맥류를 경험하는데, 남편이 자주 마사지해주는 것이 중요하답니다. 임신부용 고탄력 스타킹을 선물하는 것도 좋은 방법이지요.

아기와 태담 나누기

아가야, 엄마는 네가 태어나면 까르르 웃는 너의 목소리를 듣고 싶어서 매일 재미난 노래를 불러줄 거야.
나중에 우리 아기가 말할 줄 알게 되면 엄마 아빠랑 모두 손에 손 잡고 재미난 동요를 함께 불러보자꾸나.

곰 세 마리

작사·작곡 미상

곰 세 마리가 한 집에 있어
아빠 곰 엄마 곰 애기 곰
아빠 곰은 뚱뚱해
엄마 곰은 날씬해
애기 곰은 너무 귀여워
으쓱으쓱 잘한다

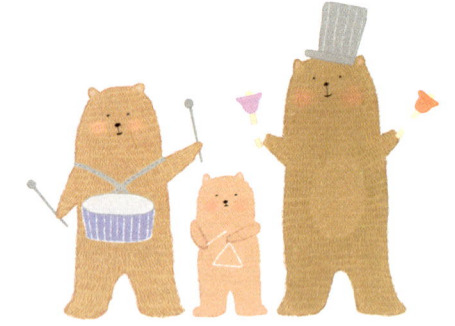

귀여운 꼬마

미국 민요

1.
귀여운 꼬마가 닭장에 가서
암탉을 잡으려다 놓쳤다네
닭장 밖에 있던 배고픈 여우
옳거니 하면서 물고 갔다네
꼬꼬댁 암탉 소리를 쳤네
꼬꼬댁 암탉 소리를 쳤네
귀여운 꼬마가 그 꼴을 보고
웃을까 울까 망설였다네

2.
귀여운 꼬마가 돼지우리에 가서
돼지를 잡으려다 놓쳤다네
울 밖에 있던 배고픈 늑대
옳거니 하면서 물고 갔다네
꿀꿀꿀 돼지 소리를 쳤네
꿀꿀꿀 돼지 소리를 쳤네
귀여운 꼬마가 그 꼴을 보고
웃을까 울까 망설였다네

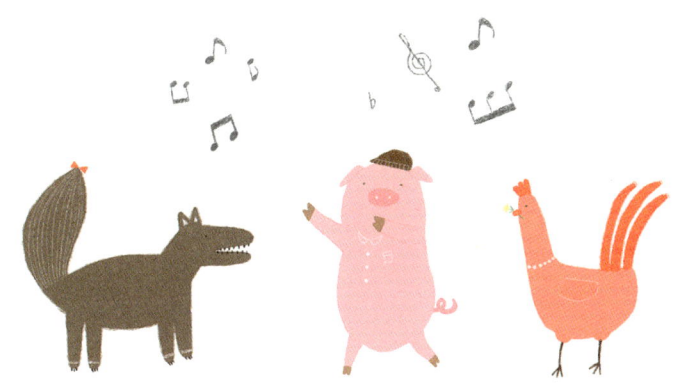

꼭꼭 숨어라

전래 동요

1.
꼭꼭 숨어라 꼭꼭 숨어라
텃밭에도 안 된다 상추 씨앗 밟는다
꽃밭에도 안 된다 꽃모종을 밟는다
울타리도 안 된다 호박순을 밟는다

2.
꼭꼭 숨어라 꼭꼭 숨어라
종종 머리 찾았네 장독대에 숨었네
까까머리 찾았네 방앗간에 숨었네
빨간 댕기 찾았네 기둥 뒤에 숨었네

둥근 해가 떴습니다

작사 · 작곡 미상

둥근 해가 떴습니다
자리에서 일어나서
제일 먼저 이를 닦자 윗니 아랫니 닦자
세수할 때는 깨끗이 이쪽저쪽 목 닦고
머리 빗고 옷을 입고 거울을 봅니다
꼭꼭 씹어 밥을 먹고 가방 메고 인사하고
유치원에 갑니다 씩씩하게 갑니다

도레미 노래

리처드 로저스 작곡

도는 하얀 도화지
레는 둥근 레코드
미는 파란 미나리
파는 예쁜 파랑새
솔은 작은 솔방울
라는 라디오고요
시는 졸졸 시냇물
다 함께 부르자

도레미파솔라시도
도시라솔파미레도
도미미 미솔솔
레파파 라시시
도미미 미솔솔
레파파 라시시
솔도 라파 미도레
솔도 라시 도레도
도레미파솔라시도솔도

아기와 태담 나누기

우리 아기 쑥쑥 자라 나중에 유치원에 가게 되면 종달새처럼 예쁜 입 오물대며 엄마 아빠에게 유치원에서 배운 노래 불러주겠지.
예쁜 율동까지 함께 곁들여서 말이야.
우리 아기 노래하는 모습이 정말 보고 싶구나.

임신 22 주

베푸는 마음이
행복을 불러옵니다

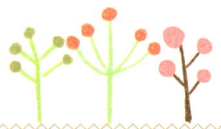

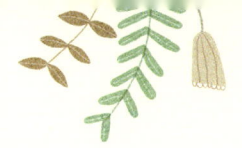

법정 스님은 "가지지 않았을 때 가장 행복하다."는
무소유의 미학을 우리에게 가르쳐 주셨습니다.
모든 욕심을 버리고 겸허하게 베푸는 마음을 가져보세요.
당신이 모든 것에 홀가분한 마음가짐을 가질 때
사랑과 행복은 저절로 돌아올 것입니다.

임신 22주차 가족에게 보내는 김성수 박사의 메시지

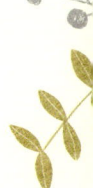

아기는요 눈꺼풀과 눈썹이 발달하는 시기입니다. 머리카락도 보입니다. 손톱도 길게 자라 손가락 끝을 덮습니다. 이 시기에는 골격도 완전히 잡혀서 두개골, 척추, 갈비뼈, 팔다리뼈가 뚜렷이 구분됩니다. 이제 태아는 스스로 자기의 얼굴을 쓰다듬을 수 있고, 고개를 아래로 숙였다가 다시 들기도 합니다.

엄마는요 이 시기에는 갑자기 체중이 늘고 자궁이 커져 몸매가 흐트러지고 관절이 느슨해지기도 합니다. 다리에 쥐가 자주 나기도 하지요. 원활한 혈액 순환을 위해서 가능하면 왼쪽으로 누워서 잠을 자는 편이 좋아요. 그리고 항상 옷은 편하게 입고 외출 시 높은 굽의 구두는 피하세요.

아빠는요 아내의 유방은 임신과 동시에 모유를 만들 준비를 하고 있습니다. 임신 중기가 되면 유선이 발달하게 되는데 20주부터는 아내에게 유방 마사지를 권하거나 직접 해주는 것이 좋답니다. 유방을 지속적으로 마사지하면 혈액 순환이 좋아지고 유선이 발달해서 출산 후에 모유가 잘 나오니까요.

아기와 태담 나누기

요즘 엄마는 가끔 기분이 우울해지기도 해.
그래서 이따금 아빠에게 짜증을 내기도 하고,
하루 종일 꼼짝도 하지 않고 누워 있을 때도 있지.
그럴 때면 마음을 너그럽고 여유롭게 가지는 연습을 한단다.
그러면 기분이 한결 나아지고, 우리 아가를 만날 생각에 웃음이 나기도 해.
모든 것은 마음먹기에 달려 있나 봐.

착한 이반 🔊

옛날 옛적 한 작은 마을에 세 아들과 딸 하나를 둔 농부가 살았답니다.
큰아들인 세몬은 군인으로 전쟁에 나갔고,
둘째 아들인 뚱뚱보 따라스는 장사꾼이었습니다.
셋째 아들인 바보 이반은 벙어리 누이와 함께 집에서 농사일을 했습니다.

어느 날 돈을 다 써버린 세몬과 따라스는 집에 손을 벌리러 찾아왔습니다.
아버지는 집안일을 도맡아 하는 이반과 누이에게 미안했기에

첫째와 둘째에게 재산을 그냥 나누어주고 싶지 않았답니다.
하지만 착한 이반의 찬성으로 형들은 두둑하게 재산을 챙길 수 있었습니다.
덕분에 아버지와 이반, 누이동생 말라니야에게는
좁은 땅과 늙은 암말 한 마리밖에 남은 것이 없었습니다.
하지만 이반은 불평불만 없이 좁은 땅에 계속해서 농사를 지었답니다.

악마들은 착한 이반을 보자 화가 났습니다.
그래서 삼형제를 골려주기로 마음먹었답니다.
큰아들 세몬에게는 쓸데없는 용기를 불어넣어 전쟁에서 지게 만들었습니다.
작은아들 따라스에게는 끝없는 욕심을 불어넣어 장사가 망하게 만들었습니다.
그런데 바보 이반은 악마의 생각대로 잘되지 않았습니다.
밭일을 하는 이반에게 배탈이 나게 했지만
이반은 아픈 배를 움켜쥐고서 열심히 일을 했습니다.
악마가 쟁기를 망가뜨려도 새 쟁기를 가져와 일했습니다.
그러자 악마는 쟁기가 움직이지 못하도록 땅 아래에서 꽉 붙잡았습니다.
하지만 소용없었죠.
쟁기 끝에 매달린 악마를 멀리 던져낼 만큼 이반은 힘이 셌거든요.
겁에 질린 악마는 이반의 소원을 들어주기로 했답니다.
이반은 단지 배탈을 낫게 해달라고 부탁했습니다.
악마는 어떤 병이든 낫게 해주는 풀뿌리를 이반에게 건네주고는 작은 구멍을 땅에 남기고 사라져버렸습니다.

두 번째 악마도, 세 번째 악마도 이반을 괴롭히는 일에는 실패했습니다.
악마들을 용서해주는 조건으로 이반은 짚으로 군인을 만드는 재주와
나뭇잎으로 금화를 만드는 재주를 얻을 수 있었답니다.
마침 그 무렵에 이반이 사는 나라에서는 공주가 병이 들었는데,
병을 고쳐주는 사람은 공주와 결혼시키겠다는 방이 곳곳에 붙었답니다.
이반의 부모님은 이반에게 악마가 준 풀뿌리로
공주의 병을 고쳐주라고 말했습니다.
그런데 마음씨 착한 이반은 공주님을 찾아가는 길에
몸이 아프다는 늙은 거지에게 풀뿌리를 주고 말았답니다.

그런데 하늘도 마음씨 착한 사람을 돕는 것일까요?
이반이 궁전에 막 도착하자마자 공주의 병이 씻은 듯이 나았지 뭐예요.
왕은 크게 기뻐하며 공주와 이반을 결혼시켰습니다.
왕이 세상을 떠난 후 이반은 왕의 자리를 물려받게 되었답니다.
이반은 왕이 되었지만 화려한 생활이 몸에 맞지 않았습니다.

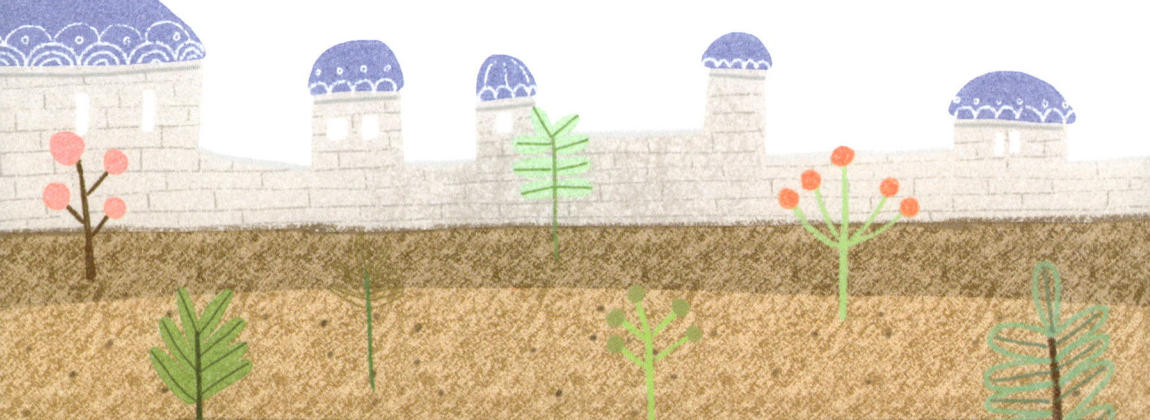

그저 예전처럼 흙을 만지며 밭을 가는 농부로서의 생활이 더 좋았답니다.
이반은 거추장스러운 왕의 옷을 모두 벗어던지고
부모님과 벙어리 누이를 궁전으로 불러
옛날처럼 다시 농사일을 시작했답니다.
왕비도 화려한 왕비의 옷을 벗고 벙어리 시누이와 함께 농사를 지었습니다.
악마의 꼬임에 넘어가 재산을 모두 잃은 두 형도
가족의 품으로 돌아왔습니다.
바보 이반의 가족들은 정말 오랜만에 모두 모여 땀을 흘리며 함께 일했답니다.
아무리 높은 지위와 돈이 있다 한들 가족이 모두 모이는 것보다
더 기쁘고 좋은 일은 세상 어디에도 없답니다.

— 톨스토이의 『바보 이반』

아기와 태담 나누기

아가야, 착한 마음을 지닌 사람에게는 늘 복이 따르는 법이란다.
자기 이익을 위해 아등바등 사는 사람보다 남에게 베풀 줄 아는
너그러운 마음을 지닌 사람에게 결국 좋은 일이 일어나게 되는 거야.

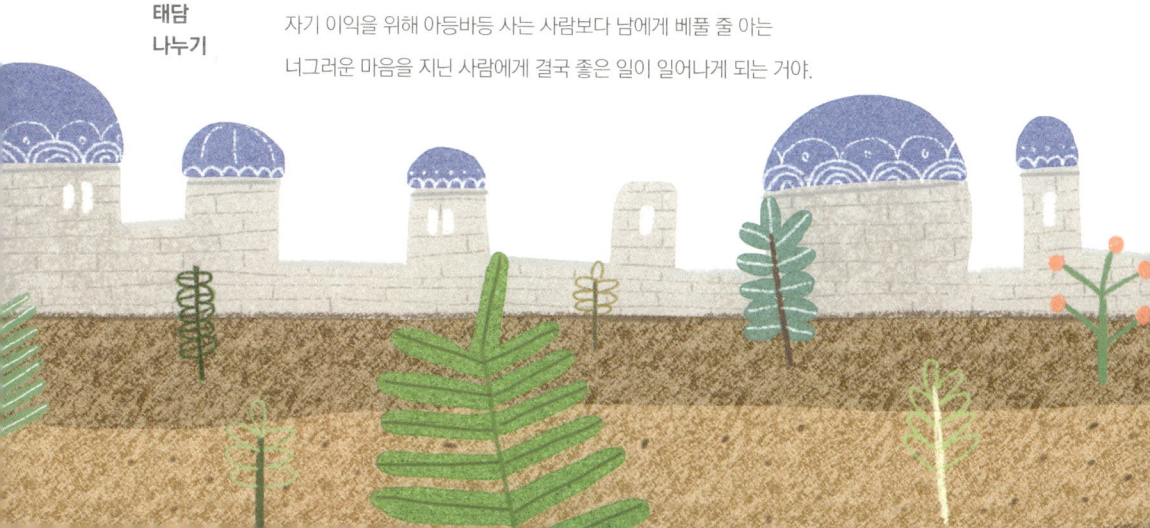

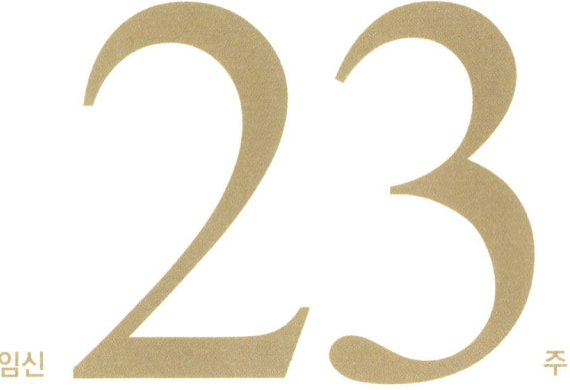

임신 **23** 주

자연의 충만한
에너지를 느끼세요

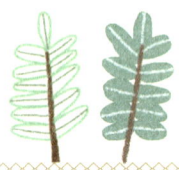

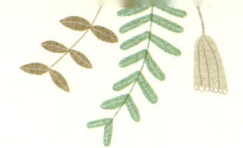

사람은 자연에서 태어나 결국 자연으로 돌아갑니다.
가끔은 남편이나 친구와 함께
자연에 흠뻑 취할 수 있는 곳으로 가벼운 여행을 떠나보세요.
나지막한 산사에서 고요하게 들리는 맑은 풍경 소리를 감상하는 것도
좋은 추억을 만드는 방법 중 하나입니다.

임신 23주차 가족에게 보내는 김성수 박사의 메시지

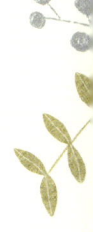

아기는요 이제 태아의 신체와 얼굴은 균형이 잡혔습니다. 신생아의 모습과 매우 비슷하지요. 입술의 구분도 뚜렷해지고, 잇몸선 아래에는 치아의 뿌리가 싹트고 있답니다. 우리 아기가 입술을 오물거리며 음식을 먹는 귀여운 모습이 상상되세요? 이 시기 태아의 무게는 500g 정도 됩니다.

엄마는요 임신 중에는 질염이 잘 생기므로 항상 청결을 유지하세요. 이 시기에는 배나 다리, 가슴 등에 가려움을 느낄 수 있어요. 태반에서 나오는 호르몬 때문이랍니다. 만약 지나치게 가렵거나 불편한 경우에는 치료를 받는 것이 바람직합니다. 평소 피부에 자극이 없는 면 소재의 옷을 입는 것도 좋은 방법입니다.

아빠는요 이 시기는 임신 중 여행을 다니기 가장 좋을 때입니다. 몸이 점점 무거워지는 아내를 위해 가벼운 여행 계획을 세워보세요. 복잡한 휴일은 피하고 되도록 가깝고 공기 좋은 곳을 찾아 떠나는 거예요. 아내의 몸이 많이 불편한 경우에는 근처 공원이라도 가서 여유롭고 한적한 시간을 함께 즐겨보세요. 한결 기분 전환이 될 거예요!

아기와 태담 나누기

아가야, 우리 사랑하는 아가야. 듣고 있니?
엄마는 가끔 공원을 산책할 때나 등산을 할 때
자연이 우리에게 주는 싱그러운 공기와 아름다운 풍경에 감사하곤 한단다.
사람은 자연과 공존할 때 가장 큰 행복을 느끼게 되나 봐.

침팬지의 어머니 제인 구달

침팬지의 어머니로 불리는 사람이 있습니다.
그녀의 품에는 늘 낡은 침팬지 인형이 안겨 있습니다.
언제 어디를 가든 함께한다는 그 인형의 이름은 '미스터 H'라고 합니다.
이처럼 그녀의 인생에는 늘 침팬지가 함께하고 있습니다.
영국의 동물학자인 '제인 구달'은 탄자니아에서
40년이 넘는 기간을 침팬지와 함께했답니다.
그녀는 1975년 전 세계의 동물 연구를 후원하기 위한 연구소도 설립했습니다.

어렸을 때는 학교에 가는 것보다
정원에서 각종 동물들을 관찰하는 것을 좋아했던 제인 구달은
닭이 어떻게 알을 낳는지 구경하기 위해
몇 시간 동안이나 닭장 앞에서 앉아 있기도 했다고 합니다.
그만큼 동물에 대한 관심과 사랑이 넘쳐났던 것이죠.

그녀는 영국에서 태어났지만
그녀의 진정한 고향은 아프리카 탄자니아라고 말했습니다.
우연한 기회로 스물세 살에 아프리카에 오게 된 제인 구달은
'루이스 리키'라는 동물학자와 만나게 됩니다.
그리고 침팬지를 함께 연구할 수 있는 기회를 얻습니다.
그렇게 제인 구달은 아프리카에서 침팬지 연구를 시작한
최초의 젊은 여성이 되었습니다.

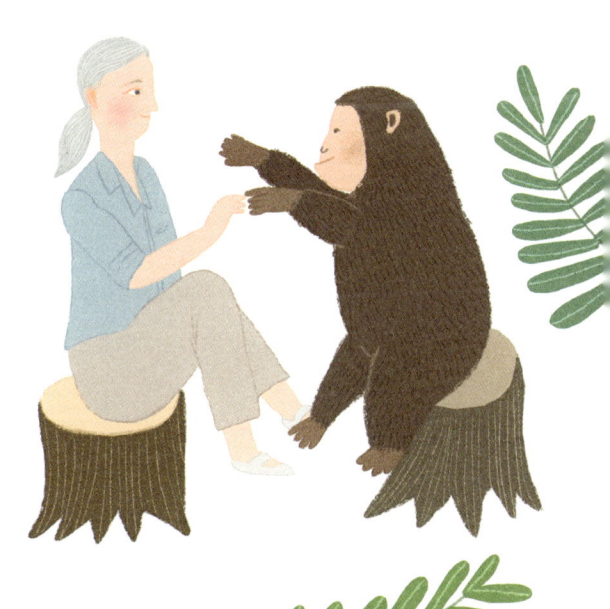

보트를 타고 도착한 곰베 스트림에서 구달은
원주민들의 도움을 받아 집을 지었습니다.

침팬지를 관찰하는 일은 결코 쉽지 않았습니다.
사람을 본 침팬지는 지레 겁을 먹고 도망을 갔으니까요.
구달은 침팬지와 가까워지기 위해
매일 같은 장소에서 인내심을 갖고
침팬지와의 접촉을 시도했답니다.
그리고 그녀의 노력은 결국 결실을 맺게 되었습니다.

제인 구달은 침팬지에게도 이름을 지어주었습니다.
그녀에게 침팬지는 동물 그 이상의 존재였기 때문이죠.
47년째 아프리카에서 침팬지를 연구하고 있는 제인 구달은
침팬지에 대한 기존의 편견들을 모두 바꾸었답니다.
침팬지도 사람과 마찬가지로 가족 단위로 생활을 하고,
도구를 이용하여 사냥을 하는 등 사람과 너무나도 비슷하다는
사실을 밝혀냈기에 세계가 놀랐습니다.

UN은 2002년 그녀를 '평화의 대사'로 임명했습니다.
동물과 인간이 공생하기 위해서는 환경을 보호해야 한다는

그녀의 진심 어린 목소리가 세계를 감동시켰기 때문이지요.
구달은 결국 동물이 살기 좋은 환경 속에서
인간도 비로소 행복한 삶을 누릴 수 있다는 사실을
사람들에게 일깨워주었답니다.

**아기와
태담
나누기**

우리 아기는 나중에 어떤 동물을 좋아하게 될까?
제인 구달이 살던 아프리카로 너를 데려다줄 수는 없겠지만
나중에 우리 아기가 태어난 뒤 우리도 예쁜 동물을 키우게 되면
아빠 엄마와 함께 풀과 나무가 가득한 상쾌한 공원에서 산책하자꾸나.
아마 우리 아기도 무척 좋아할 거야. 그렇지?

김성수 박사의 임신 · 출산 시크릿 가이드

늦게 임신해도
건강하게 낳을 수 있어요

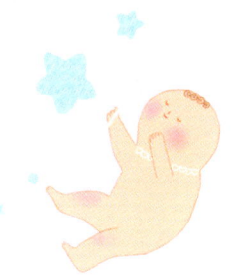

최근 들어 결혼 연령과 임신 연령이 점차 높아지고 있습니다. 결혼한 부부 사이에서 난임이나 불임의 확률도 높아지면서 고령 임신부가 더욱 늘어나고 있는 추세이기도 합니다. 고령 임신이란 만 35세 이상의 나이에 임신한 것을 뜻합니다. 고령 임신부는 고혈압, 심혈관 질환, 당뇨 등의 질환을 이미 가지고 있거나, 여러 가지 산전 및 산후 합병증에 걸릴 확률이 높은 편입니다. 따라서 주의 깊은 산전, 산후 처치가 필요합니다.

고령 임신의 불안 요소

산전 합병증으로는 자간전증(임신중독증의 일종으로 임신 중기 이후에 부종 · 단백뇨 · 고혈압 · 경련 등의 증세를 보이는 질환) 및 고혈압, 현성 당뇨병

(임신 전부터 당뇨였던 경우), 임신성 당뇨병, 전치태반(태반이 자궁 출구에 매우 근접해 있거나 출구를 덮고 있어 태아보다 태반이 먼저 나오는 현상. 임신부 사망의 주 원인), 태반 조기 박리(태아가 나오기 전에 태반이 먼저 떨어지는 것), 비정상 태위(아기의 위치가 출산을 위한 정상적인 자세에서 벗어난 것) 등이 있습니다.

35세 이상의 여성은 고혈압이 나타나기 쉬운데, 엄마가 고혈압이면 아기가 저체중아로 태어나거나 여러 가지 질병에 걸릴 확률이 높습니다. 또 35세 이후에는 임신성 당뇨도 증가한다고 알려져 있지요. 산도의 유연성이 감소하여 진통 시간이 길어지고 난산과 제왕절개의 가능성도 높아집니다. 고령 임신부는 분만 후 출혈 가능성도 높으므로 출혈에 대한 주의 깊은 관찰이 필요하기도 합니다.

고령 임신의 경우 자연유산이 2~4배 증가하는 것으로 알려져 있지요. 또 선천성 기형 중 임신부의 연령과 가장 관련이 깊은 것은 다운증후군인데, 다운증후군의 위험도는 30대 중반부터 높아지다가 40대가 지나면 급속히 증가합니다.

임신과 출산을 처음 겪는 고령 초산모

세계보건기구(WHO)와 국제산부인과 연맹에서는 고령 초산모를 '만 35세 이상의 나이에 첫 출산을 한 경우'로 정의하고 있습니다. 고령 초산모는 고령 다산모보다 임신에 대한 위험성이 더 높습니다. 산전 출혈, 고혈압성 질환과 같은 산전 합병증이 발생할 가능성이 높고 유도분만, 제왕절개 빈도도 높은 편입니다. 앞에서 설명한 고령 임신의 모든 불안 요소는 고령 초산모인 경우 더욱 두드러집니다.

고령 초산모의 가장 큰 걱정은 자연분만 가능 여부입니다. 고령 초산모는 분만 진행 과정에서 진통 시간이 길고 진행이 자주 정지되어 제왕절개 분만 빈도가 높지요. 이는 자궁근육층의 힘이 떨어지고 산도가 유연하지 않아서 그렇다는 견해가 지배적입니다. 자궁근종 빈도 또한 나이가 많을수록 높아지는데, 자궁근종절제술 등을 받는 것도 자연출산에는 악영향을 미칩니다. 전치태반 확률이 높은 것도 제왕절개의 한 원인입니다.

예전에는 40세 이상인 임신부에게 고령이라는 이유로 무조건 제왕절개 수술을 시행한 경우가 많았습니다. 아무래도 산모의 연령이 높다 보니 엄마와 아기 모두 건강하게 출산 과정을 밟기 어려울 것이라는 예상과, 고령 산모에게 무리하게 분만을 시행하지 않으려는 의사의 경향 때문이 아니었을까 합니다. 따라서 산모에게 수술을 결정하도록 하고 적절히 적응시킨다면 제왕절개 수술의 빈도는 줄어들 것이라는 의견이 많습니다.

고령 임신, 산전 관리 및 검사를 생활화하면 안심

하지만 너무 걱정할 필요는 없습니다. 충분히 관리하면 엄마와 아기 모두 양호한 건강 상태를 유지할 수 있으니까요. 임신부의 적극적인 산전 관리와 더불어 태아의 상태를 면밀히 체크하고, 합병증을 조기 발견하여 치료할 수 있도록 주기적인 검사를 병행한다면 어려울 것은 없습니다. 고령 임신부와 예비 아빠의 경우 오히려 사회적, 경제적으로 안정된 경우가 많아서 이런 과정이 힘들지만은 않지요.

단지 고령 임신이라는 이유로, 고령 초산모라는 이유만으로 '고위험군이니 힘들거야.'라거나 '임신은 포기해야겠어.'라는 생각은 접어두세요. 너무 염려하기보다는 위험도를 충분히 인지한 상태에서 긍정적으로 대처하는 자세가 중요합니다.

절반의 주체, 고령 예비 아빠

엄마가 고령 임신부이면 예비 아빠도 고령인 경우가 대부분이지요. 아빠는 엄마처럼 직접 아기를 품고 낳는 입장이 아니라 그런지 아기에게 미치는 영향력이 적을 거라 예상하는 분들이 많습니다. 그러나 아기는 엄마와 아빠의 유전자를 함께 받은 존재입니다. 따라서 태아에게 유전적인 결함이 있다면 엄마 혼자만의 문제가 아니라 절반은 아빠의 문제라고 할 수 있습니다.

물론 고령 임신을 나누는 기준은 엄마의 나이입니다. 그러나 엄마와 아빠가 모두 고령이면 어느 한 쪽만 고령일 때보다 태아의 염색체 이상 확률이 높아진다는 연구 결과가 아빠의 역할을 생생하게 증명합니다. 임신에서 건강한 난자만큼 중요한 것이 바로 건강한 정자입니다. 정자의 건강은 수와 활동성을 기준으로 판단합니다. 충분한 수와 활동성을 겸비했을 때 비로소 정자가 건강하다는 말을 할 수 있지요. 정자가 건강하지 않으면 수정 확률이 대폭 줄어들고 심할 경우 불임에 이를 수도 있습니다.

그렇다면 건강한 정자를 만들기 위해서는 어떤 노력을 기울여야 할까요? 폭식을 즐기고, 술을 많이 마시고, 담배를 자주 피우면서 건강한 정자가 생성되길 기대할 수는 없습니다. 여기다 운동량까지 적다면 문제는 더 심각해지겠지요. 아기를 가질 생각이라면 적어도 3개월 전부터는 규칙적인 생활을 하고 술과 담배를 멀리하며 꾸준히 운동하는 것이 좋습니다. 매일같이 직장에 다니거나 일을 하는 남편으로서는 이 결심 자체가 어려운 일입니다. 그러나 아기를 열 달 동안 배 속에 품고 힘든 출산 과정까지 거치는 아내를 떠올려보세요. 임신과 출산 기간 내내 고생하는 아내에 비한다면 단 몇 개월의 노력 정도는 감수할 수 있을 것입니다.

정자는 더위에 약합니다. 그러므로 더운 환경이나 뜨거운 것을 가까이 하는 생활 습관은 정자 건강에 악영향을 미치지요. 뜨거운 물에 목욕하는 것을 즐긴다거나 사우나에 자주 다니고 있다면, 아기를 위해 당분간 자제해보세요. 오랜 시간 앉아서 일하는 것도 고환의 온도를 높이므로 좋지 않습니다. 꾸준한 운동은 좋지만, 그 운동이 격렬해 체온을 급격히 높인다면 운동의 종류를 바꾸는 편이 낫겠지요. 가벼운 맨손체조나 스트레칭, 수영

등이 적합합니다.

  스트레스를 받거나 환경호르몬에 장기간 노출되는 것도 정자를 약하게 만듭니다. 평소 생활할 때 조바심을 내지 말고 넓은 마음을 갖도록 노력하세요. 또한 환경호르몬 논란이 있는 인스턴트나 레토르트 식품은 되도록 섭취하지 않는 것이 좋습니다.

  아기는 전적으로 아빠 엄마의 정자와 난자를 통해 만들어집니다. 열 달 동안 품고 있다가 출산하는 것은 엄마지만, 이미 그 아기는 몸의 반을 아빠로부터 빌려 태어나는 것입니다. 아기에 관련된 일은 모두 아내 몫이라고 미뤄두지 마세요. 앞으로 태어날 아기 건강의 절반은 아빠의 책임임을 잊지 마세요.

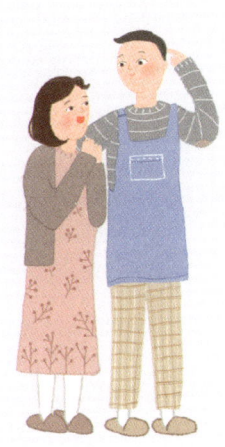

CHAPTER 03

뇌 태교의 하이라이트!
엄마 아빠가 함께 읽어주는 사랑 가득 동화

임신 24주부터 36주
뇌 태교 본격기

아기와 태담을 나누는 것에 익숙해지셨나요? 아기도 엄마나 아빠의 행동에 반응을 보이는 일이 종종 있어 기쁨의 미소를 짓는 날들이 늘었으리라 생각합니다.

이제 임신도 중후반에 접어들었습니다. 엄마는 몸이 무거워지고 조기 진통이 찾아오니 아빠가 곁에서 물심양면으로 잘 지지해주세요. 이 시기에 아기는 비로소 소리를 구분하여 들을 수 있고 냄새를 기억하기 시작하며 쓴맛과 단맛을 구분합니다. 가장 느리게 발달하는 감각인 시각까지 발달하여 아기가 빛을 느낄 수 있습니다.

바로 이 시기가 뇌 태교에 있어서 가장 중요한 때입니다. 아기의 오감이 싹트는 동시에 뇌가 활발하게 반응하여 적절한 자극을 주면 아기가 금세 느끼고 받아들이기 때문입니다. 이때 가장 중요한 것은 아빠의 참여입니다. 아기가 이미 아빠와 엄마의 목소리를 구별할 수 있으니 아빠의 사랑을 담뿍 담아 아기에게 이야기를 걸어보세요. **아빠의 목소리를 자주 들은 아기가 태어난 후 아빠를 더 친근하게 여긴다는 사실, 잊지 마시길 바랍니다.**

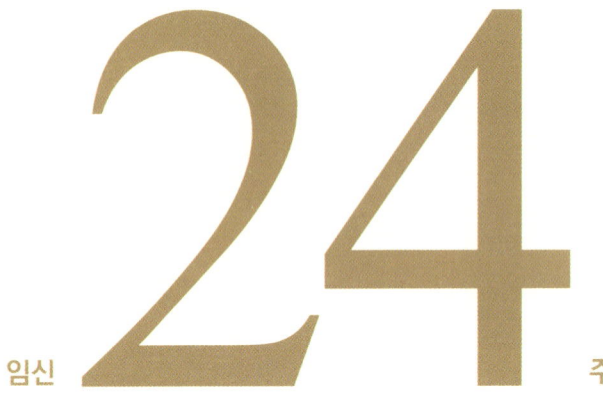

임신 **24** 주

서로에게 잊히지 않는
소중한 존재가 되자

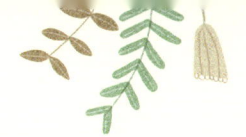

자신 외의 존재를 책임진다는 것은 굉장히 큰 의미를 지닙니다.
누군가를 길들인다는 것도 마찬가지입니다.
당신은 이미 남편을 길들였으며, 또 남편에게 길들여졌습니다.
당신과 남편은 서로에게 잊히지 않는 존재가 되었습니다.
이제 당신의 아이가 당신과 남편을 길들일 차례입니다.

임신 24주차 가족에게 보내는 김성수 박사의 메시지

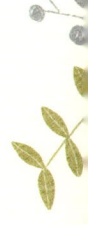

아기는요 우리 아기가 드디어 외부의 소리를 듣기 시작합니다. 이제 태아의 무게는 630g 정도랍니다. 눈썹이 보이고 피부는 주름져 있으며 피하지방이 생기기 시작합니다. 폐에서 폐포가 완성되어가는 시기이기도 하지요. 만약 태아가 이 시기에 태어나게 되면 아직 폐포가 완성되지 않아 숨을 쉬어도 산소가 몸에 전달되지 않기에 생존하기 어려우니 조산을 특별히 조심해야 합니다.

엄마는요 우리 아기의 IQ는 어느 정도일까요? 임신 중 오메가3 지방산의 보충은 아기의 IQ를 높인다는 보고가 있습니다. 또한 신생아의 염증을 줄여서 아토피의 발생도 감소시킨다는 보고가 있으므로 이 시기부터 분만 직전까지 꼭 챙겨 섭취하세요. 음식은 소량을 먹더라도 가리지 말고 골고루 먹도록 하세요.

아빠는요 이 시기부터는 태아가 소리를 듣기 시작하므로 남편도 태교동화 읽어주기에 적극 참여하세요. 재미난 동화책을 골라서 아빠 엄마가 역할극을 해보는 것도 좋겠죠? 아기가 엄마 아빠 목소리를 그대로 듣는다고 생각하면 가슴이 뭉클해지지 않나요? 동화를 읽을 때 남편이 적극 참여해서 소리 내어 함께 읽어주면 아기와 미리 친해질 수 있답니다.

**아기와
태담
나누기**

아가야, 엄마가 좋아하는 이야기 중에
어린 왕자와 사막여우의 이야기가 있단다.
아마도 세상 대부분의 사람들이 다 좋아하는 이야기일 거야.
왜 그런지 아니?
사람들이 잊고 있던 '서로에 대한 의미'를 깨우쳐주는
아름다운 이야기거든.
서로를 길들인다는 것의 의미, 한번 같이 생각해볼까?

나는 너를 길들인 거야

"안녕." 여우가 말했습니다.
"안녕." 어린 왕자는 공손히 대답하고 몸을 돌렸으나
아무것도 보이지 않았답니다.
"난 여기 사과나무 밑에 있어." 조금 전의 목소리가 말했습니다.
"너는 누구지? 넌 참 예쁘구나." 어린 왕자가 여우를 보고 말했습니다.
"난 여우야." 여우가 말했습니다.

"이리 와서 나와 함께 놀아. 난 정말 외롭단다." 어린 왕자가 말했습니다.
"난 너와 함께 놀 수 없단다. 나는 길들여져 있지 않으니까."
여우가 대답했습니다.

어린 왕자는 여우에게 물었습니다.
"길들인다는 게 무슨 뜻이니?"
"너는 여기 사는 애가 아니구나. 넌 무얼 찾고 있니?" 여우가 물었습니다.
"난 사람들을 찾고 있단다. 길들인다는 게 뭔지 가르쳐주겠니?"
어린 왕자가 말했습니다.
"사람들은 소총을 가지고 있고 사냥을 하지. 그건 참 곤란한 일이야!
그들은 병아리도 길러. 그것이 유일한 관심사지. 너는 닭을 찾고 있니?"
"아니야. 난 친구들을 찾고 있단다. 길들인다는 게 뭐지?"
"그건 관계를 만든다는 뜻이야."
여우가 대답했습니다.
"관계를 만든다고?"
"그래." 여우는 말했습니다.
"넌 아직은 나에겐 수많은 다른 소년들과 다를 바 없는 한 소년에 지나지 않아.
난 너에겐 수많은 다른 여우와 똑같은 한 마리 여우에 지나지 않지.
하지만 네가 나를 길들인다면 나는 너에게
이 세상에 오직 하나밖에 없는 존재가 될 거야."

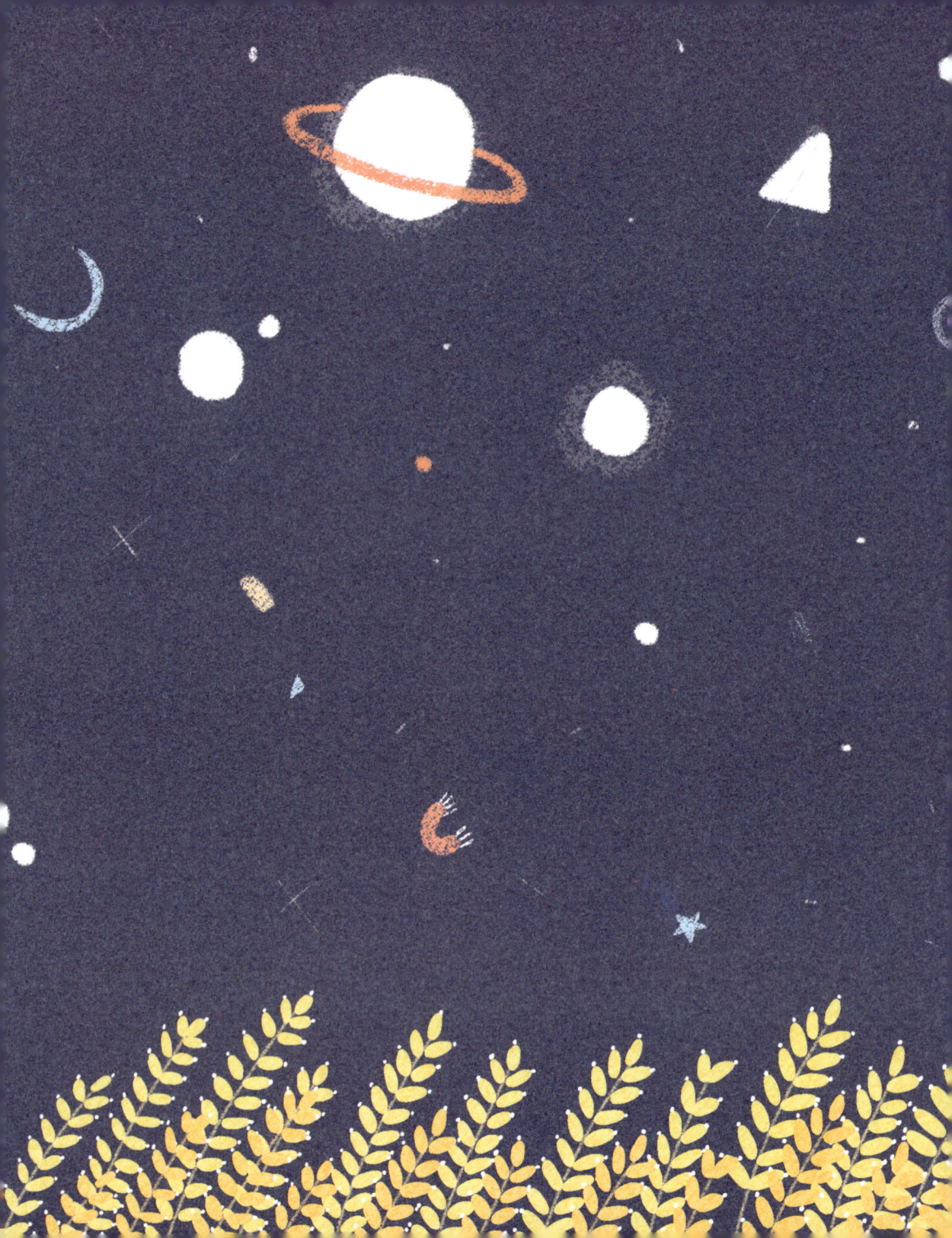

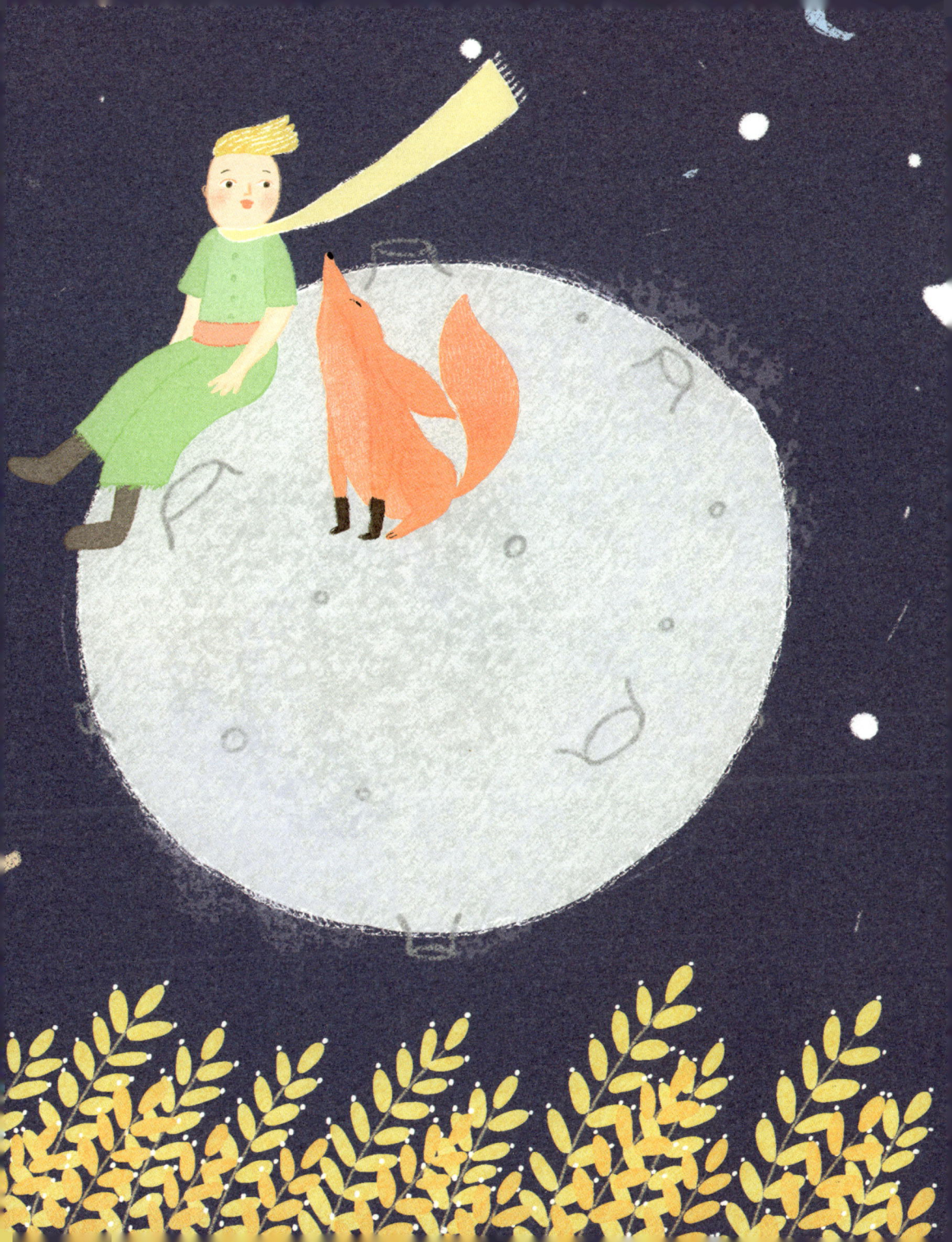

"무슨 말인지 조금 이해가 가." 어린 왕자가 말했습니다.

"나에게는 꽃 한 송이가 있는데 아마도 그 꽃이 나를 길들인 것 같아."

"그럴지도 모르지. 지구에는 온갖 것들이 다 있으니까." 여우가 말했습니다.

"아, 아니야! 그건 지구에서가 아니야." 어린 왕자가 말했습니다.

여우는 몹시 궁금한 표정이었습니다.

"그럼 다른 별에서?"

"그래."

"그 별엔 사냥꾼들이 있지?"

"아니. 없어."

"그거 참 이상하군! 그럼 닭은?"

"없어."

"이 세상에 완전한 데라곤 없군." 여우는 한숨을 내쉬었습니다.

그리고 하던 이야기로 다시 말을 돌렸습니다.

"내 생활은 단조롭단다. 나는 닭을 쫓고 사람들은 나를 쫓지.

닭들은 모두 똑같고 사람들도 모두 똑같아.

하지만 네가 날 길들인다면 내 생활은 환히 밝아질 거야.

다른 모든 발자국 소리와 구별되는 발자국 소리를 나는 알게 되겠지.

너의 발자국 소리는 땅 밑 굴에서 나를 밖으로 불러낼 거야!

그리고 저길 봐! 저기 밀밭 보이지? 난 빵은 먹지 않아.

밀은 내겐 아무 소용도 없는 거야.

밀밭은 나에게 아무것도 생각나게 하지 않아.

그건 서글픈 일이지!

그런데 너는 금빛 머리칼을 가졌어.

그러니 네가 나를 길들인다면 정말 근사할 거야!

밀은 금빛이니까 나에게 너를 떠올리게 할 거야.

그리고 난 밀밭 사이를 지나가는 바람 소리를 사랑하게 될 거란다."

여우는 입을 다물고 어린 왕자를 오래오래 쳐다보더니

"부탁이야. 나를 길들여줘!" 하고 말했습니다.

"그래. 나도 그러고 싶어." 어린 왕자는 대답했습니다.

"하지만 내겐 시간이 많지 않아. 친구들을 찾아내야 하고 알아볼 일도 많아."

"우린 우리가 길들이는 것만을 알 수 있는 거란다." 여우가 말했습니다.

"사람들은 이제 그 무엇도 알 시간이 없어졌어. 그들은 상점에서

이미 만들어져 있는 것들을 사거든. 그런데 친구를 파는 상점은 없으니까.

사람들은 이제 친구가 없는 거지. 친구를 가지고 싶다면 나를 길들여줘."

"그럼 어떻게 해야 하는 거지?" 어린 왕자가 물었습니다.

"참을성이 있어야 해." 여우가 대답했습니다.

"우선 내게서 좀 떨어져서 이렇게 풀숲에 앉아 있어.

난 너를 곁눈질해 볼 거야.

넌 아무 말도 하지 마. 말은 오해의 근원이지.

날마다 넌 조금씩 더 가까이 다가앉을 수 있게 될 거란다……."

다음날 어린 왕자는 여우가 있는 밀밭을 찾았습니다.
"언제나 같은 시각에 오는 게 더 좋을 거야." 여우가 말했습니다.
"만약 네가 오후 4시에 온다면 난 3시부터 행복해지겠지.
4시에는 흥분해서 안절부절못할 거야.
그래서 행복이 얼마나 값진 것인지를 알게 되겠지!
아무 때나 오면 몇 시에 마음을 곱게 단장해야 하는지 모르잖아."

어린 왕자는 여우를 길들였습니다.
여우와 헤어져야 할 시간이 다가왔을 때 여우는 어린 왕자에게 말했습니다.
"아아! 난 울음이 나올 것 같아."
"그건 네 잘못이야. 나는 너의 마음을 아프게 하고 싶지 않았어.
하지만 내가 널 길들여주길 네가 원했잖아." 어린 왕자가 말했습니다.
"그건 그래." 여우가 말했습니다.
"그런데 넌 울려고 하잖아!" 어린 왕자가 말했습니다.
"그래, 정말 그래." 여우가 말했습니다.
"그러니 넌 얻은 게 아무것도 없잖아!"
"얻은 게 있지. 저 밀 색깔이 있으니까." 여우가 말했습니다.
"안녕." 어린 왕자가 말했습니다.

"안녕." 여우가 말했습니다.
"내 비밀은 이런 거야. 그것은 아주 단순하지.
오로지 마음으로만 봐야 잘 보인다는 거야.
가장 중요한 건 눈에 보이지 않는단다."

"가장 중요한 건 눈에 보이지 않는다."
잘 기억하기 위해 어린 왕자는 여우의 말을 한 번 더 되뇌었습니다.

― 생텍쥐페리의 『어린 왕자』 중에서

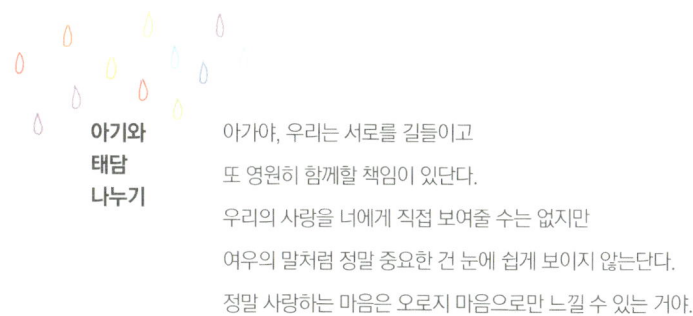

아기와 태담 나누기

아가야, 우리는 서로를 길들이고
또 영원히 함께할 책임이 있단다.
우리의 사랑을 너에게 직접 보여줄 수는 없지만
여우의 말처럼 정말 중요한 건 눈에 쉽게 보이지 않는단다.
정말 사랑하는 마음은 오로지 마음으로만 느낄 수 있는 거야.

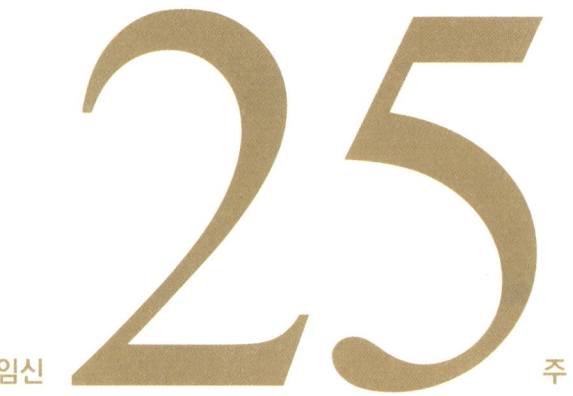

임신 **25** 주

늘 따뜻한 보금자리가
되어주세요

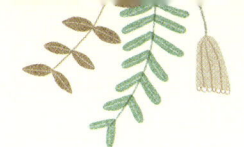

나중에 당신의 아이가 혹시라도 당신의 사랑을
구속이라 여길 때면 잠시 아이를 자유롭게 해주세요.
하지만 당신은 늘 당신의 자리를 지키고 있어야 해요.
누구에게나 항상 돌아갈 수 있는 따뜻한 보금자리가 필요하거든요.

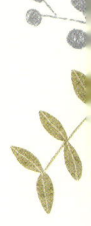

임신 25주차 가족에게 보내는 김성수 박사의 메시지

아기는요   이 시기부터 2~3주 동안이 4차원 초음파를 촬영하기에 가장 좋은 시기입니다. 아기가 움직이는 모습을 입체적으로 확인할 수 있어요. 혈관이 비칠 정도로 투명했던 아가의 피부는 점차 불그스름한 빛을 띠면서 불투명해지기 시작합니다. 크기도 점점 커져서 엄마 자궁 내부의 공간이 조금씩 줄어들지요.

엄마는요   하루에 자궁이 5~6회 이상 단단하게 뭉치기도 합니다. 하지만 규칙적으로 이런 증상을 보이거나 출혈을 동반하지 않는다면 걱정하지 않아도 됩니다. 또한 배나 엉덩이, 가슴에 보라색 줄무늬인 임신선이 나타날 수도 있어요. 임신선은 크림이나 로션으로는 없어지지 않으니 신경 쓰지 말고 두세요. 출산 후에는 점점 옅어진답니다.

아빠는요   임신 중 아내는 호르몬 때문에 피부가 거칠어지기 쉽습니다. 머리카락도 마찬가지예요. 한가한 날 아내와 마사지를 함께하는 건 어떨까요? 시원한 오이를 갈아서 서로의 얼굴에 붙여주거나, 시중에 나와 있는 다양한 팩을 사용해보는 것도 좋아요. 피부 관리 후에 매끈매끈해진 서로의 얼굴을 바라보면 절로 흐뭇한 미소가 지어지겠죠?

**아기와
태담
나누기**

아가야, 엄마는 늘 네가 편히 쉴 수 있고 따뜻한 사랑을 느낄 수 있는
폭신한 보금자리가 되고 싶단다.
그건 아마 아빠도 마찬가지일 거야.
만약 네가 언젠가 우리 품을 벗어나 모험을 떠난다고 해도
엄마는 항상 그 자리에서 너를 기다릴 거야.
네가 돌아오면 늘 한결같이 너를 맞이할 수 있게 말이야.

마야의 모험 🔊

아기 꿀벌 마야는 꽃밭으로 둘러싸인 큰 성에서 살고 있었어요.
바깥세상에 한 번도 나가본 적이 없어 답답했던 마야는
어느 날 언니 꿀벌들을 따라 꿀을 따러 성 밖으로 나가게 되었답니다.

처음으로 세상 밖으로 나온 마야는 신이 나서
이리저리 날아다니며 놀기 바빴습니다.
나무줄기에서 미끄럼틀을 타기도 하고 나뭇잎 시소를 타기도 했지요.

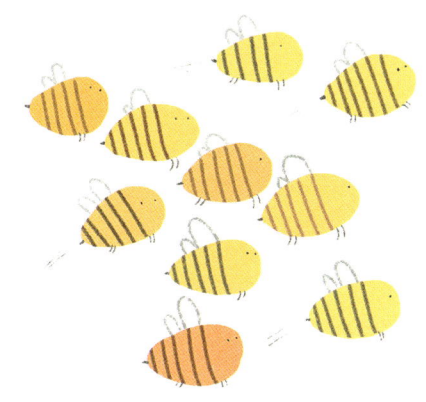
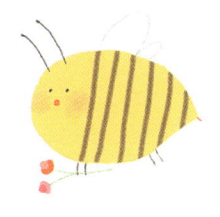

그런데 정신을 차리고 보니 언니 꿀벌들이 안 보이지 뭐예요.
혼자가 되었다는 사실이 무서웠던 마야는 꿀을 빨아 먹으며
두려움과 허기를 달랬습니다.

밤이 되어 주위가 캄캄해지자 마야는 외로웠습니다.
외로움을 꾹 참고 잠을 청했지만
부주의하게 언니 꿀벌들을 놓친 것이 후회되었지요.
늘 바깥세상을 조심하라 일렀던
이웃의 카산드라 아주머니의 말도 떠올랐어요.

다음날 마야는 파리 한스의 말을 통해 곤충의 세계에는

규칙이 있다는 걸 처음 알게 되었어요.
또 한스가 잠자리 시누크에게,
시누크가 개구리에게 잡아먹힐 뻔한 것을 보고
곤충의 세계에서는 잡아먹고 잡아먹히는
무서운 일이 일어난다는 사실도 알게 되었죠.

마야도 거미줄에 걸려 죽을 뻔했지만
장수풍뎅이 쿠르트의 도움으로 빠져나올 수 있어서 정말로 다행이었어요.

그렇게 모험을 계속하던 마야는 그만 말벌에게 납치됐어요.
말벌들이 꿀벌들의 성을 습격한다는 사실을 듣게 된 마야는
그날 밤 몰래 말벌의 성을 탈출하는 데 성공했답니다.

꿀벌의 성으로 돌아간 마야는 여왕님께 그 사실을 알렸어요.
결국 숨어서 말벌들을 기다린 꿀벌들은
마야 덕분에 전쟁에서 이기게 되었지요.
무리를 벗어난 죄를 지었던 마야는 여왕님의 용서를 받게 되었답니다.

오랜만에 성으로 돌아온 마야는 그렇게 좋을 수가 없었답니다.
부주의하게 무리에서 벗어났던 죄를 용서해준 여왕님이 정말 고마웠지요.

그리고 무엇보다도 중요한 사실을 깨달았어요.
모험도 즐겁지만 돌아와 편히 쉴 보금자리가 있다는 것이
얼마나 행복한 것인지를 알게 된 것이죠.

— 발데마르 본젤스의 『꿀벌 마야의 모험』

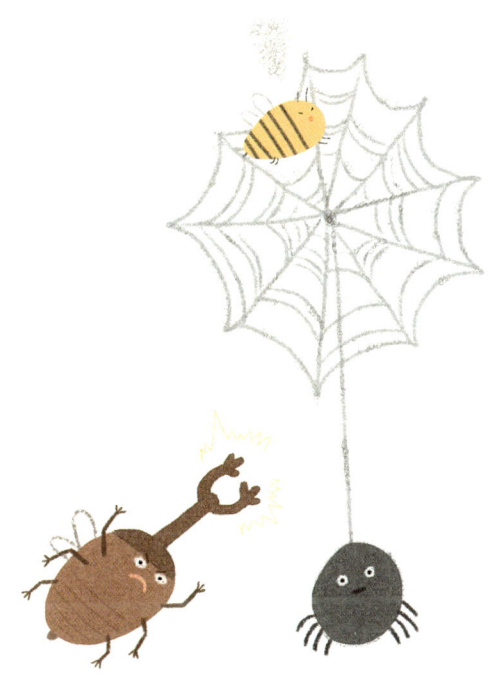

아기와 태담 나누기

아가야, 사랑하는 아가야. 모험을 즐기고 돌아온 꼬마 꿀벌 마야처럼
엄마 아빠는 늘 네가 자유롭게 많은 것을 경험할 수 있도록 배려할 거야.
다만 늘 무사히 우리 품으로 돌아와야 한다는 사실만은 꼭 명심하렴.

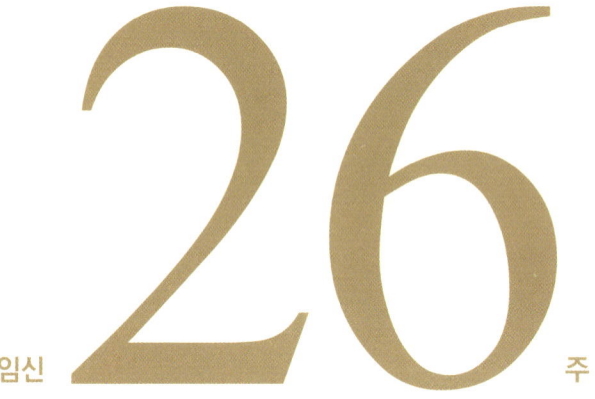

임신 **26** 주

함께 어려움을
이겨내세요

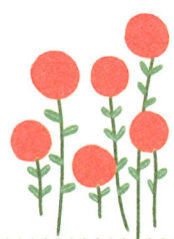

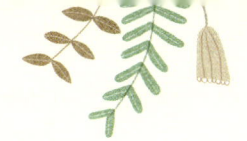

힘들 때 가장 의지가 되는 사람은 결국 가족입니다.
당신은 점점 변해가는 몸 때문에 불안하고 또 불편할지도 모릅니다.
하지만 늘 당신 옆을 지켜주는 든든한 남편, 그리고 가족을 믿으세요.
당신이 고통을 참아내는 만큼 가족들도 당신의 힘겨움을 덜어주기 위해
늘 애쓰고 있다는 것을 기억하세요.

임신 26주차 가족에게 보내는 김성수 박사의 메시지

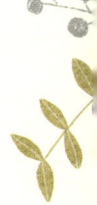

아기는요 이제 태아의 눈썹과 속눈썹, 손톱은 짧지만 완전한 모양을 갖추게 됩니다. 또 폐 속에서 폐포가 발달하기 시작하지요. 콧구멍도 열려서 스스로 자신의 근육을 사용해서 숨 쉬는 흉내를 내기 시작합니다. 하지만 폐에는 아직 공기가 없어서 실제로 공기를 통해 숨을 쉬는 것은 아닙니다. 이 시기 태아의 무게는 1,000g 정도 나갑니다.

엄마는요 몸이 너무 많이 붓고 머리가 아프고 시야가 흐려지면 임신중독의 가능성이 있으므로 바로 병원을 찾으세요. 임신중독증은 보통 임신 후기에 발병하지만 중기부터 꾸준히 관리하는 것이 중요합니다. 임신중독을 예방하기 위해서는 칼슘, 마그네슘의 섭취가 아주 중요하지요. 그리고 음식을 너무 짜게 먹지 않도록 하세요.

아빠는요 평소 아내의 자세를 유심히 바라보세요. 아내는 배가 커지면서 체중을 지탱하기 위해 상체를 뒤로 젖히게 된답니다. 이런 경우에는 임신부의 체중과 등, 허리 근육의 무게가 모두 허리에 더해져 요통의 원인이 될 수 있어요. 아내가 바른 자세로 설 수 있도록 늘 도와주고, 가벼운 마사지를 통해 요통을 예방하세요.

**아기와
태담
나누기**

아가야, 우리 잠시 함께 하늘을 바라보자.
낮에는 늘 아름답게 빛나는 해가 있고,
밤에는 어두운 밤길을 밝혀주는 달이 있구나.
그런데 이런 해와 달에도 알고 보면 재미난 옛날이야기가 숨어 있다는 걸 아니?
그리고 그 이야기 속에는 함께 어려움을 이겨낸 가족의 사연이 숨어 있단다.

아름다운 오누이

아침마다 사람들에게 희망의 빛을 선사하는 이는 누구일까요?
바로 해님이랍니다.
밤마다 어두운 밤길을 환히 밝혀주는 고마운 이는 또 누구일까요?
바로 달님입니다.

옛날 옛적에 해님 달님은 원래 오누이였다고 합니다.
그런데 이상하지 않나요?
오누이라면 늘 함께 있어야 할 텐데 누이는 해님이 되어 낮을 밝혀주고,
달님이 된 오빠는 혼자서 총총히 밤을 밝혀주고 있으니 말이죠.
그들의 이야기를 한번 들어볼까요?

옛날 한 마을에 오누이와 어머니가 살고 있었답니다.
그런데 하루는 일을 나간 어머니가 돌아오질 않았어요.
집으로 오는 길에 그만 호랑이를 만나 잡아먹혔기 때문이죠.
가여운 오누이는 그것도 모르고 눈이 빠지도록 어머니를 기다렸답니다.
어머니로 변장한 호랑이는 오누이 둘만 남은 집을 찾아갔습니다.
"애들아 문을 열어보렴. 엄마가 왔단다."
호랑이는 어머니의 목소리를 흉내 냈지만
오누이는 어쩐지 의심스러워 쉽게 문을 열어주지 않았습니다.
"그럼 손을 한번 내밀어보세요."
오누이는 진짜 어머니인지 확인하기 위해 호랑이의 손을 확인했습니다.
털이 숭숭 난 손을 보고 오누이가 문을 열어주지 않자
호랑이는 손에 난 털을 말끔히 깎고 다시 손을 내밀었습니다.

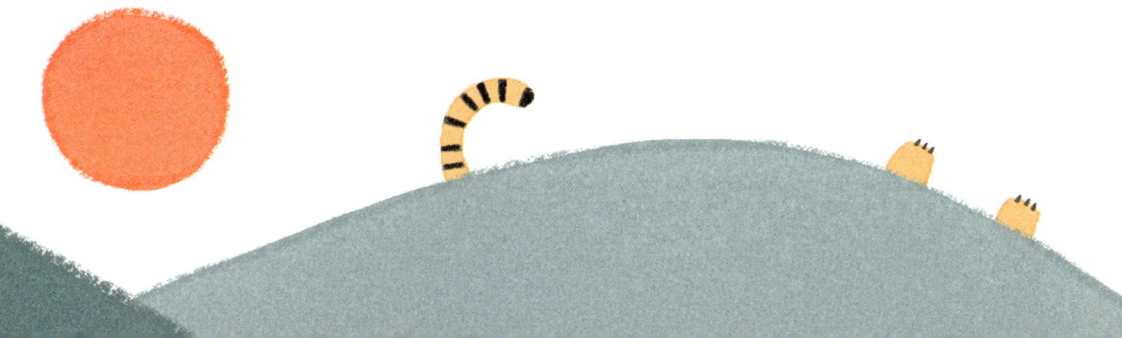

그러자 순진한 여동생이 그만 문을 열어주고 말았답니다.

"어흥~ 너희들을 잡아먹겠다!"

갑자기 방으로 뛰어 들어온 호랑이를 보고 놀란 오누이는

마당으로 뛰어나와 나무 위로 올라갔어요.

호랑이도 나무 위로 따라 올라가려고 애썼지만 쉽지 않았어요.

호랑이는 오누이에게 물었습니다.

"얘들아, 얘들아, 나무 위로 어떻게 올라갔는지 알려주면 잡아먹지 않을게."

"참기름 바르고 올라왔지."

오빠의 말에 발바닥에 참기름을 잔뜩 바른 호랑이는

되려 줄줄 미끄러지고 말았지요.

그런데 그런 호랑이의 모습이 너무나 재미있었던 동생은 그만

"바보, 사다리를 타고 올라오면 되는걸." 하고 말해버렸지 뭐예요.

사다리를 타고 나무 위로 성큼성큼 올라오는 호랑이를 보고

오누이는 겁에 질려 하늘에 기도했습니다.

"제발 저희를 도와주세요."

그러자 하늘에서 튼튼한 동아줄이 내려왔습니다.

오누이는 동아줄을 타고 하늘로 올라가 호랑이를 피할 수 있었지요.

호랑이는 하늘로 점점 멀어져가는 오누이를 멍하니 바라볼 수밖에 없었답니다.

알고 보니 하늘에서 동아줄을 내려준 사람은 바로 오누이의 어머니였습니다.

두 아이를 남겨두고 하늘로 간 어머니는 걱정이 이만저만 아니었습니다.

그래서 옥황상제님께 동아줄을 내려주십사 부탁한 것이었답니다.

그렇게 하늘로 간 오누이는 해와 달이 되었습니다.

옥황상제는 그 가족의 사랑에 감동해

어머니가 두 아이를 늘 감싸 안을 수 있도록

어머니를 넓은 하늘로 만들어주었습니다.

그리고 오누이가 늘 엄마 품에 있을 수 있도록

해님과 달님으로 만들어주었죠.

처음에는 오빠가 해님이었고, 여동생이 달님이었습니다.

하지만 밤을 무서워하는 여동생 때문에 오빠가 달님이 되기로 했답니다.

한 식구가 모두 하늘에 모이게 되다니 정말 다행이죠?

아기와 태담 나누기

아가야, 세상을 살다 보면 어려운 일이 참 많단다.

그리고 어려운 일을 혼자서 견뎌내기란 쉽지 않지.

그러나 가족이 모두 함께 힘을 모으면 세상에 안 되는 일이란 별로 없단다.

혹시 원하는 대로 일이 이루어지지 않는다고 해도

가족이 함께 있어주는 것만으로도 든든한 위로가 되는 것은 틀림없지.

엄마 아빠는 힘들 때나 어려울 때나 늘 너와 함께할 거야.

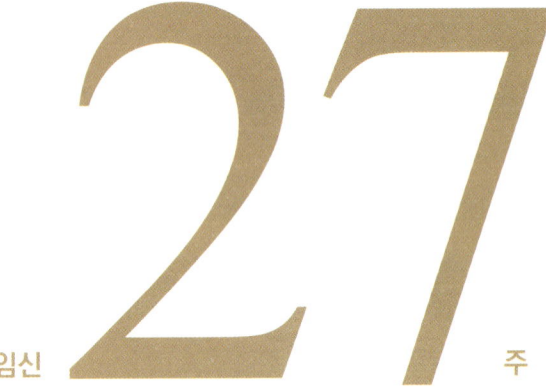

임신 **27** 주

너를 위한
소중한 기도

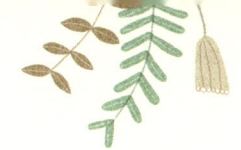

모든 부모는 자신의 아이를 위해 기도합니다.
아이가 별 탈 없이 늘 건강하기를, 아이의 앞날이 술술 잘 풀리기를,
또 행복한 가족 안에서 무럭무럭 잘 자라나기를 기도합니다.
하지만 그 무엇보다도 소중한 기도는
바로 아이를 생각하는 부모의 마음 그 자체랍니다.

임신 27주차 가족에게 보내는 김성수 박사의 메시지

아기는요 이 시기에는 태아의 움직임이 커지면서 태동도 늘어납니다. 축구 선수가 되려는지 발차기도 이전보다 더 힘찹니다. 눈꺼풀과 눈동자도 만들어져서 눈을 뜨기 시작합니다. 신체가 거의 완성된 만큼 감정의 변화도 생긴답니다. 엄마가 행복하면 함께 행복하고, 엄마가 슬프면 아기도 슬프답니다.

엄마는요 이 시기에는 평상시 없던 당뇨가 생길 수 있으므로 임신성 당뇨 검사를 받아야 합니다. 만약 당뇨가 생기면 소중한 아기가 머리에 비해 몸통이 크고 건강하지 못하며, 폐 성숙이 덜 된 채로 태어날 수 있으니 조심해야 합니다. 또 요실금 증세를 겪을 수 있습니다. 임신 중 약 5%의 여성이 요실금을 겪지만 분만 후에는 대부분 호전되니 크게 염려하지 않아도 됩니다. 항문에 힘을 주는 운동이 요실금 예방에 도움이 됩니다.

아빠는요 임신 중기에는 늘 조산의 위험이 있으니 조심해야 합니다. 조산을 완벽하게 예방하는 방법은 없지만 가까이 있는 사람이 얼마나 임신부를 잘 챙겨주느냐에 따라 달라지기도 합니다. 예를 들어 아내가 늘 피곤하지 않게 충분히 휴식할 수 있도록 챙겨준다거나, 아내가 편식하지 않도록 영양이 풍부한 음식들을 꼼꼼하게 챙겨주는 등 남편의 정성이 어느 정도 조산을 예방할 수 있습니다.

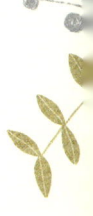

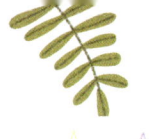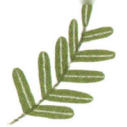

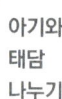

**아기와
태담
나누기**

아가야, 세상에 둘도 없는 우리 아가야.
엄마 아빠는 매일 너를 위해 기도한단다.
우리 아가가 아름다운 마음을 가질 수 있기를,
그리고 쉽게 마음 다치지 않는 의연한 사람이 될 수 있기를.
하지만 엄마 아빠가 무엇보다 가장 바라는 것은
네가 늘 우리 곁에 무사히 머물러주었으면 하는 거란다.

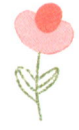

맥아더 장군의 기도 🔊

오! 주여, 제 아이를 이런 사람으로 키워주소서.
자신이 약할 때 이를 분별할 정도로 강하고
두려울 때 자신과 맞설 만큼 용감하고
정직한 패배에 부끄러워하지 않고 의연하며
승리에 겸손하고 온유할 수 있는 사람이 되게 하소서.

소망이 실천을 대신하지 않는 사람으로 키워주소서.

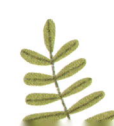

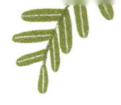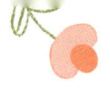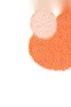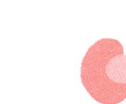

주님을 알고 또한 자신을 아는 것이
지식의 초석임을 아는 아이가 되게 하소서.

바라옵나니, 그를 평탄하고 안이한 길로 인도하지 마옵시고
고난과 도전의 시련과 자극에 직면하는 길로 인도하소서.
그리하여 폭풍우에 맞서 용감히 싸울 줄 알고
패자를 가엾게 여길 줄 알게 하소서.

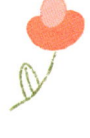

마음이 깨끗하고 목표가 고상하며
남을 지배하려 하기 전에 먼저 자신을 다스릴 줄 알고
웃을 줄 알면서도 우는 법을 결코 잊지 않게 하시고
미래를 내다보는 동시에 과거를 잊지 않는 아이로 키워주소서.

바라옵나니, 이 모든 것을 다 이루어주신 다음
그에 더하여 넉넉한 유머감각을 갖게 하소서.
그리하여 늘 진지함을 잃지 않으면서도
지나치게 심각한 사람이 되지 않게 하소서.

그에게 겸손한 마음을 갖게 하시어
참으로 위대한 것은 소박함에 있음을 알게 하시고

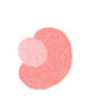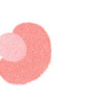

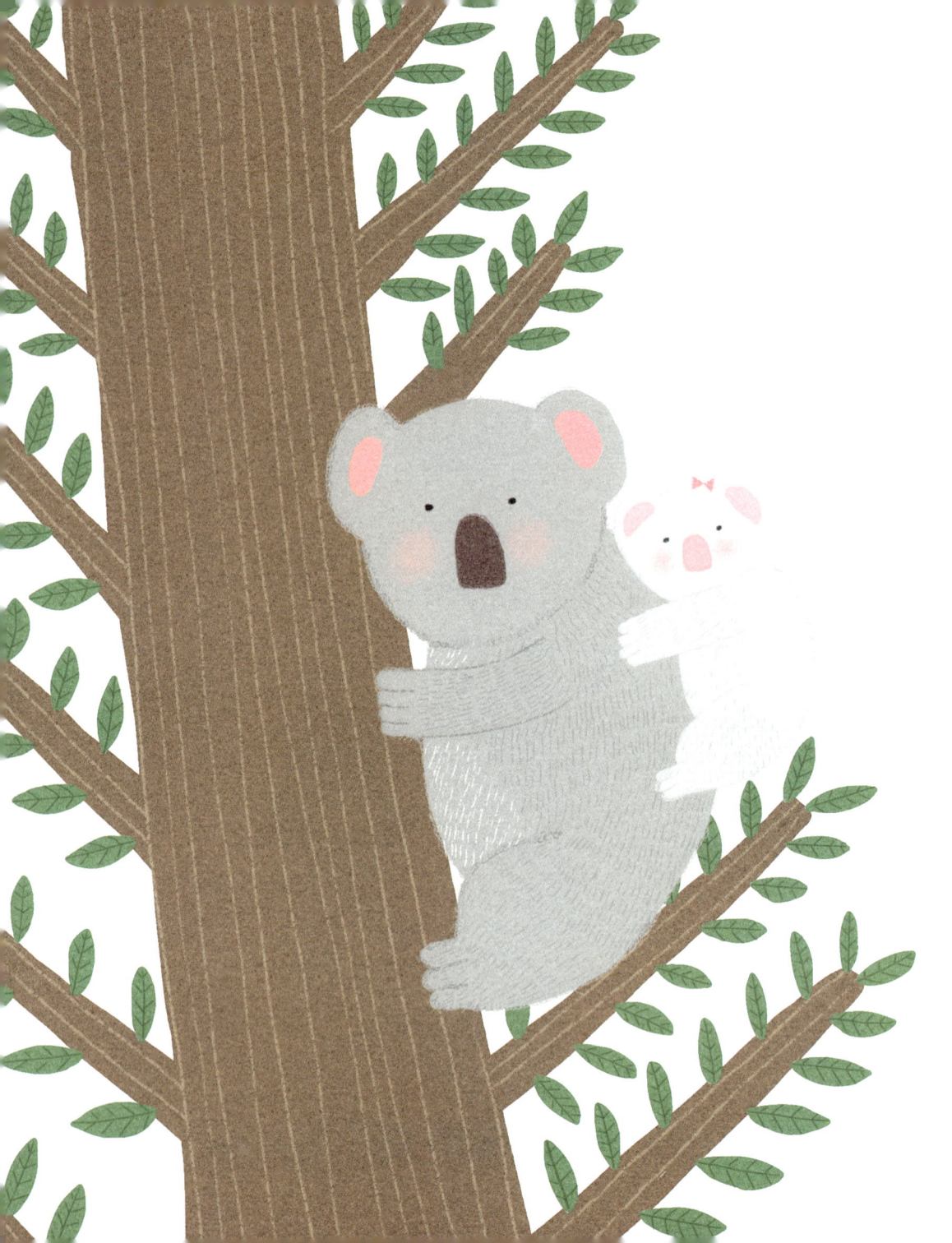

참된 지혜는 열린 마음에 있으며
참된 힘은 온유함에 있음을 명심하게 하소서.

그리하여 아비 된 제가
"인생을 헛되이 살지 않았노라."라고
감히 고백할 수 있겠나이다.

— 더글러스 맥아더

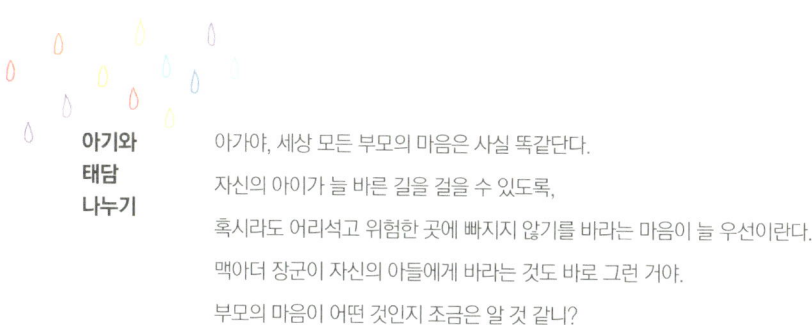

아기와 태담 나누기

아가야, 세상 모든 부모의 마음은 사실 똑같단다.
자신의 아이가 늘 바른 길을 걸을 수 있도록,
혹시라도 어리석고 위험한 곳에 빠지지 않기를 바라는 마음이 늘 우선이란다.
맥아더 장군이 자신의 아들에게 바라는 것도 바로 그런 거야.
부모의 마음이 어떤 것인지 조금은 알 것 같니?

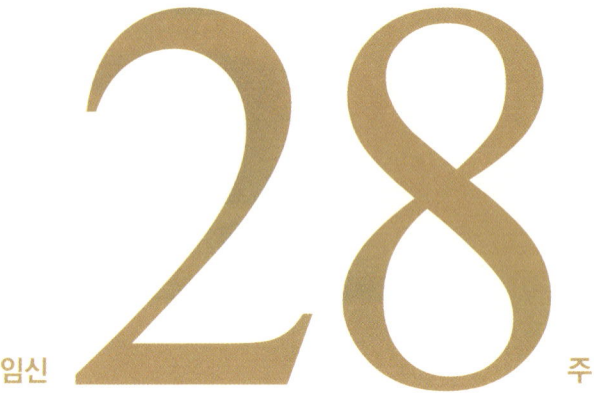

임신 **28** 주

외적인 아름다움은
껍데기에 불과합니다

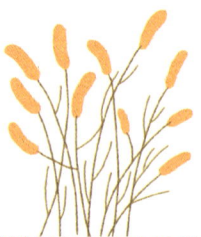

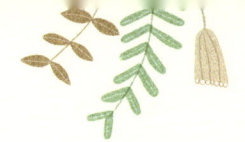

세상에서 가장 아름다운 미녀도 나이가 들면 어쩔 수 없이 늙고 맙니다.
겉이 아무리 화려해도 속내가 충실하지 않은 사람은
머리와 마음의 빈 공간이 여지없이 드러나고 맙니다.
속이 알차게 영근 당신의 아이를 위해
당신부터 내면의 아름다움을 가꿔 나가세요.

임신 28주차 가족에게 보내는 김성수 박사의 메시지

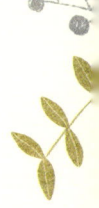

아기는요 아기가 드디어 세상의 빛을 느끼기 시작하는 시기입니다. 엄마 복부에 손전등을 대보면 빛이 있는 방향으로 움직이기도 한답니다. 어서 밝은 햇빛을 받으며 뛰놀고 싶은 모양이지요? 크기는 25cm, 무게는 1,100g 정도입니다. 태아의 움직임도 눈에 띄게 커졌습니다. 발차기도 강하고 위아래로 움직이며 놀기도 한답니다.

엄마는요 유방이 커지고, 유두나 외음부의 색이 점점 짙어지는 시기입니다. 팔다리가 자주 붓고 피로도 쉽게 느끼지요. 몸과 마음이 지칠 때마다 태어날 아기를 생각하며 편히 휴식을 취하세요. 평소 좋아하는 음악을 듣거나 예전에 좋아했던 영화를 느긋하게 감상하는 것도 좋은 방법 중 하나입니다.

아빠는요 아내의 신체 변화에 대해서 말실수를 하는 일이 없도록 하세요. 몸과 마음이 모두 민감한 시기이기 때문에 당신의 말 한 마디에 기분이 상할 수 있답니다. 아내가 속상해하면 우리 아기도 함께 속상해한다는 것을 기억하세요. 배부른 우리 아내가 세상에서 가장 예쁘고 사랑스럽다는 말을 자주 해주세요.

**아기와
태담
나누기**

아가야, 세상에는 여러 가지 아름다움이 있단다.
세상의 아름다움에 차별을 두지 말고 마음을 활짝 열고 받아들이렴.
그래야 세상도 너의 아름다움을 알아주게 될 거야.

수선화가 된 나르키소스

어느 날 헤라는 남편인 제우스가 숲의 요정을 몰래 만난다는 소문을 듣고
이를 확인하기 위해 숲 속에 숨어 있었습니다.
숲 속에는 숲의 요정 에코가 살고 있었습니다.
수다쟁이인 에코는 눈치 없이 큰소리로 인사를 했습니다.
"어머, 헤라 여신님, 정말 반가워요.
이곳까지 찾아와주시다니 무척 감사합니다.
여기에는 무슨 볼일로 오셨나요?"

에코의 큰 목소리를 들은 제우스는 헤라가 온 것을 눈치 채고
멀리 도망을 가고 말았답니다.
헤라는 에코에게 몹시 화를 내며 벌을 내렸습니다.
"너 때문에 일을 그르치고 말았구나!
너는 평생 남이 하는 말의 끝말만 따라 하도록 해라!"
불쌍한 에코는 그 후로 혼자서는 아무 말도 할 수가 없었답니다.
사람들이 깊은 숲 속이나 산꼭대기에서
"야호" 하고 소리 지르면 "야호" 하고 다시 메아리가 돌아오지요?
그건 바로 에코가 사람들의 끝말을 따라 하기 때문이라고 합니다.

에코는 헤라의 벌을 받고 슬픔에 젖어 숲 속을 이리저리 거닐었습니다.
그런데 사냥을 나온 한 아름다운 소년을 보고 한눈에 반했답니다.
그 소년의 이름은 나르키소스였습니다.
빛나는 머리카락, 아름다운 눈동자, 부드러운 목소리!
나르키소스에게 홀딱 반한 에코는 그의 뒤를 졸졸 따라다녔습니다.
하지만 말을 할 수 없는 에코는 그에게 한마디도 걸 수 없었습니다.
그때 나르키소스는 친구들을 찾고 있었습니다.
"거기 누구 없나요?" 나르키소스가 외치자,
"없나요, 없나요?" 에코가 대답했습니다.
낯선 목소리에 깜짝 놀란 나르키소스는 주위를 둘러보았지만

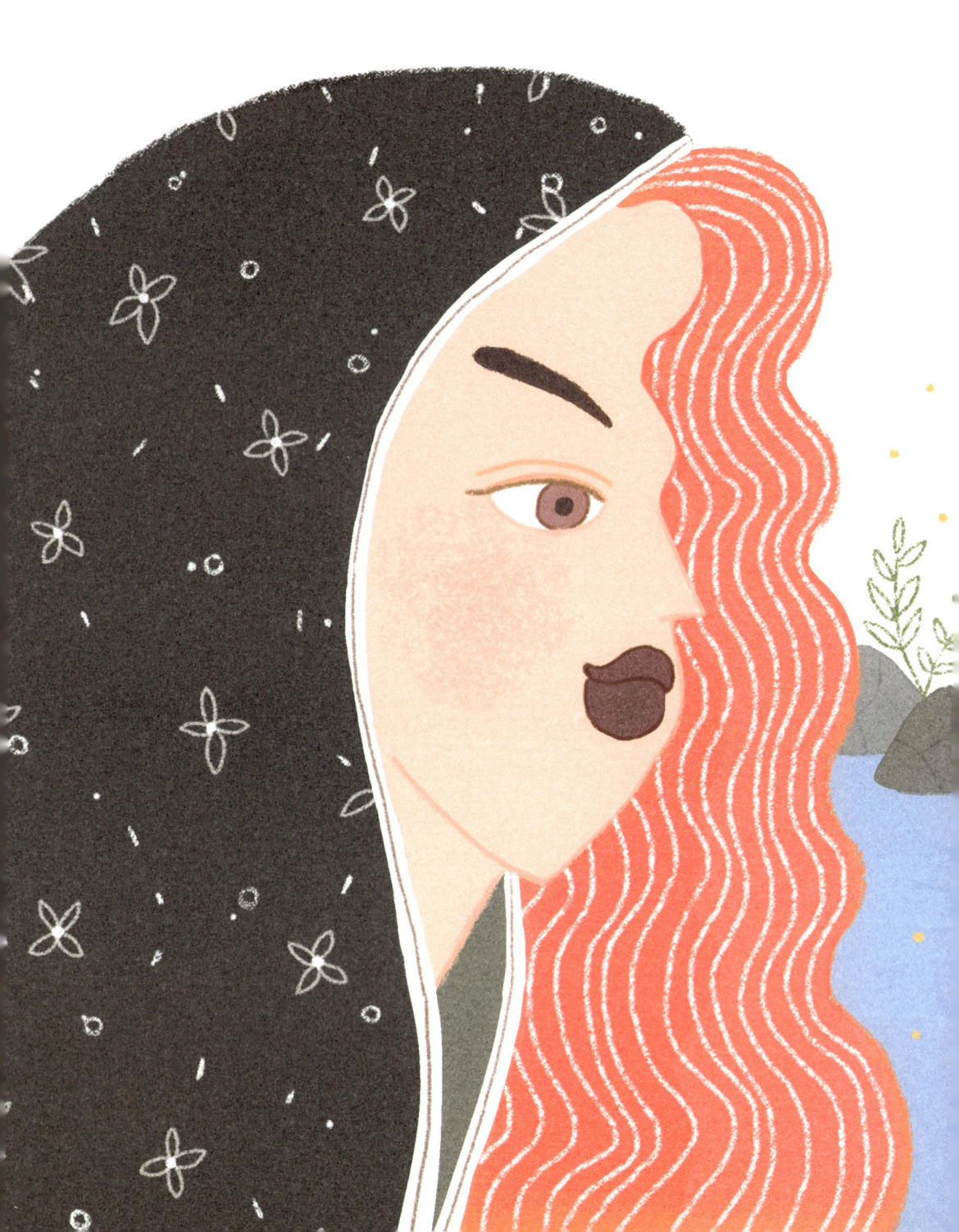

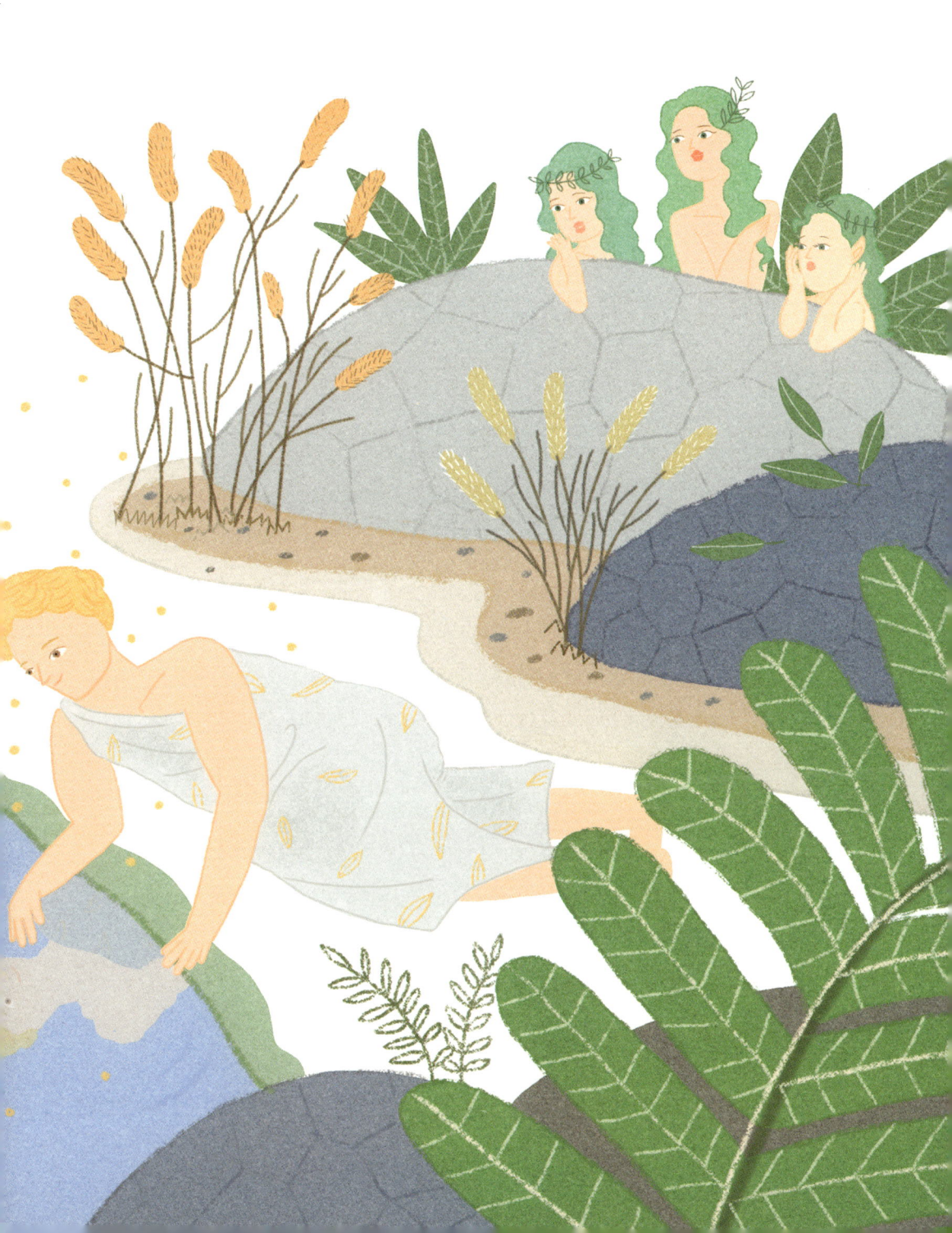

아무도 보이지 않았습니다.
"숨어 있지 말고 나오세요!"
"나오세요, 나오세요!"
"어서 나와서 나랑 놀아요."
"놀아요, 놀아요."
에코는 두근거리는 가슴을 겨우 진정시키며 달려 나가
나르키소스를 껴안으려고 했습니다.
그런데 갑자기 나타난 에코를 보고 나르키소스는 놀라 달아났습니다.

한편 나르키소스는 에코만 싫어한 것이 아니었습니다.
다른 요정들이 그에게 사랑스런 눈빛을 보내도 외면하기 일쑤였답니다.
요정들은 나르키소스에게 무시당하자 화가 났습니다.
그래서 복수의 여신 네메시스에게 나르키소스를 혼내달라고 부탁했습니다.
네메시스는 요정들의 부탁을 들어주기로 했습니다.

어느 날 나르키소스는 숲 속 맑은 샘에 와서 물을 마시려고
몸을 샘 쪽으로 구부렸습니다.
"아, 이렇게 아름다울 수가!"
네메시스가 나르키소스에게 내린 벌은 자신의 모습에 반하는 것이었답니다.
세상의 아름다움을 모두 외면한 벌이었죠.

나르키소스는 물속에 비친 자신의 모습에 홀딱 반하고 말았습니다.
나르키소스는 물속의 소년이 자신인 줄도 모르고
하루 종일 넋을 잃고 바라보았습니다.
하지만 물에 비친 모습이었기 때문에 손을 샘물로 뻗으면
아름다운 얼굴은 금세 일그러지고 말았습니다.
그래서 나르키소스는 샘물에 손을 댈 수도 없었답니다.
밥도 먹지 않고 잠도 자지 않고 계속 샘물만 들여다보던 나르키소스는
점점 야위어갔고, 안타깝게도 그 자리에서 그만
숨이 끊어지고 말았습니다.

얼마 후 나르키소스가 세상을 떠난 자리에는 한 송이 꽃이 피었습니다.
눈부시게 하얗고 아름다운 그 꽃의 이름은 바로 수선화랍니다.
수선화의 꽃말은 신비와 자존심, 그리고 자신에 대한 사랑이라고 하죠.

아기와 태담 나누기

아가야, 진정한 아름다움은 자기 자신만의 아름다움을 찾는 것이 아니란다.
너를 포함한 세상의 다양한 아름다움을 발견할 때
비로소 너는 진정한 아름다움이 무엇인지 깨달을 수 있게 될 거야.

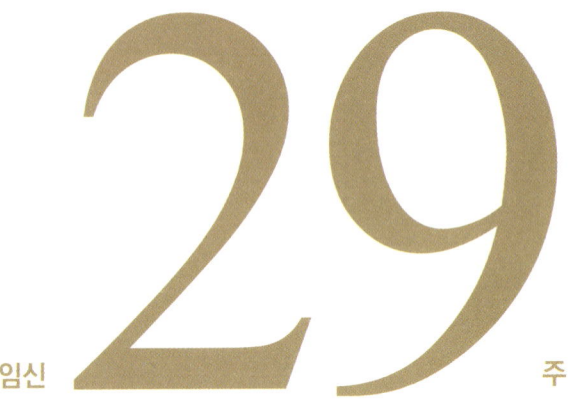

임신 **29** 주

어떤 어려움이 닥쳐도
우리는 다시 만날 수 있단다

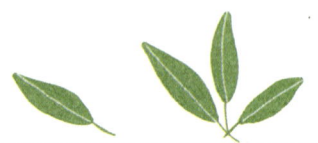

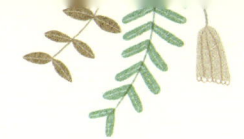

주인을 잃어버린 개가 멀고 먼 길을 달려
주인을 찾아갔다는 뉴스를 보신 적 있나요?
동물도 자신을 길러준 주인을 찾아가는데 사람이 더하면 더하겠지요.
자신을 낳아준 어머니와 억지로 헤어져 있는 것만큼 힘든 일은 없답니다.
당신 역시 가족의 헤어짐이 얼마나 힘든 일인지 알고 있을 겁니다.
또한 가족은 결코 헤어지거나 흩어지면 안 된다는 것도 이미 잘 알고 있을 겁니다.

임신 29주차 가족에게 보내는 김성수 박사의 메시지

아기는요 태아는 외부의 빛을 확실히 느낄 수 있습니다. 엄마가 너무 현란한 조명 아래에 있으면 태아에게 자극이 되므로 주의해야 합니다. 이 시기의 아기는 온몸을 감싸고 있던 털이 점점 줄어들고 지방층이 생기면서 포동포동하게 살이 오릅니다. 귀엽게 살이 오른 앙증맞은 팔과 다리를 빨리 만져보고 싶지 않으세요?

엄마는요 임신 중에는 치질이 심해질 수 있으니 좌욕을 하거나 심한 경우에는 병원에서 필요한 연고를 처방받도록 하세요. 태동이 점점 강해지기 때문에 간혹 갈비뼈 부위에 통증을 느낄 수도 있습니다. 특히 태아가 제자리를 잡는 시기에는 머리가 아래로, 발이 위에 놓이기 때문에 발길질을 하면 가슴 쪽이 아프답니다.

아빠는요 정기검진 때마다 반드시 아내와 함께 병원에 가세요. 건강상 큰 문제가 없는 경우에는 29주부터 2주일에 한 번 꼴로 정기검진을 받으러 갑니다. 평소 아내의 상태를 잘 알아두고, 혹시 이상 증세가 없는지 남편이 나서서 먼저 체크하세요. 아내가 늘 기댈 수 있는 든든한 동반자가 되어주세요.

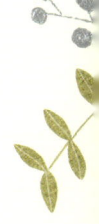

아기와 태담 나누기

아가야, 너 그거 아니?
엄마는 네가 어떤 곳에 있어도 금세 너를 알아볼 수 있단다.
그리고 설령 그럴 리는 없겠지만 만약 서로 멀리 떨어지게 된다고 해도
우리는 곧 만날 수 있을 거야.
엄마는 우리 아기와 끊어질 수 없는 끈으로 이어져 있거든.
사랑이라는 끈 말이야.

엄마 찾아 삼만 리 🔊

어릴 적 읽었던 『엄마 찾아 삼만 리』라는 동화를 기억하세요?
엄마를 찾아 머나먼 길을 떠났던 마르코라는 소년을 기억하세요?
그때 마르코의 나이는 고작 열두 살이었답니다.

이탈리아의 항구, 제노바에 살고 있던 마르코의 가족은 매우 가난했습니다.
노동자였던 아버지가 벌어오는 돈만으로는 살기가 빠듯했습니다.
어느 날 마르코의 어머니는 남아메리카의 아르헨티나로

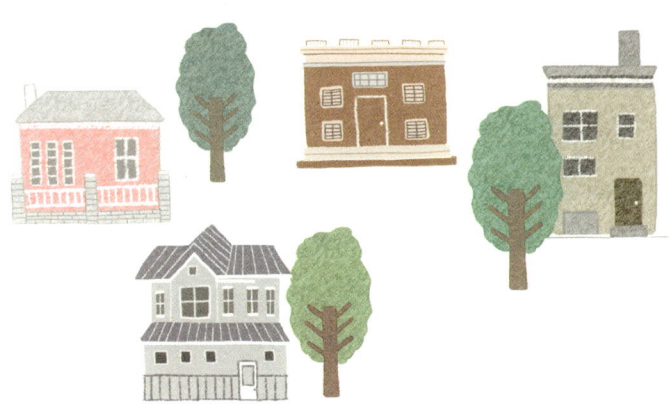

일을 하러 떠나겠다고 결심했습니다.
식구들은 3년만 떨어져 살면 다시 모두 함께 모여 살 수 있다는
희망 하나로 어머니를 떠나보내게 되었답니다.

그런데 1년쯤 편지로 소식을 알려오던 어머니의 편지가
어느 날부터 뚝 끊어지고 말았습니다.
가족들은 불안했습니다.
어머니의 소식을 알 길이 없어 막막했습니다.

어느 날 마르코는 결심했습니다.
자기가 어머니를 찾으러 가겠다고 말이죠.

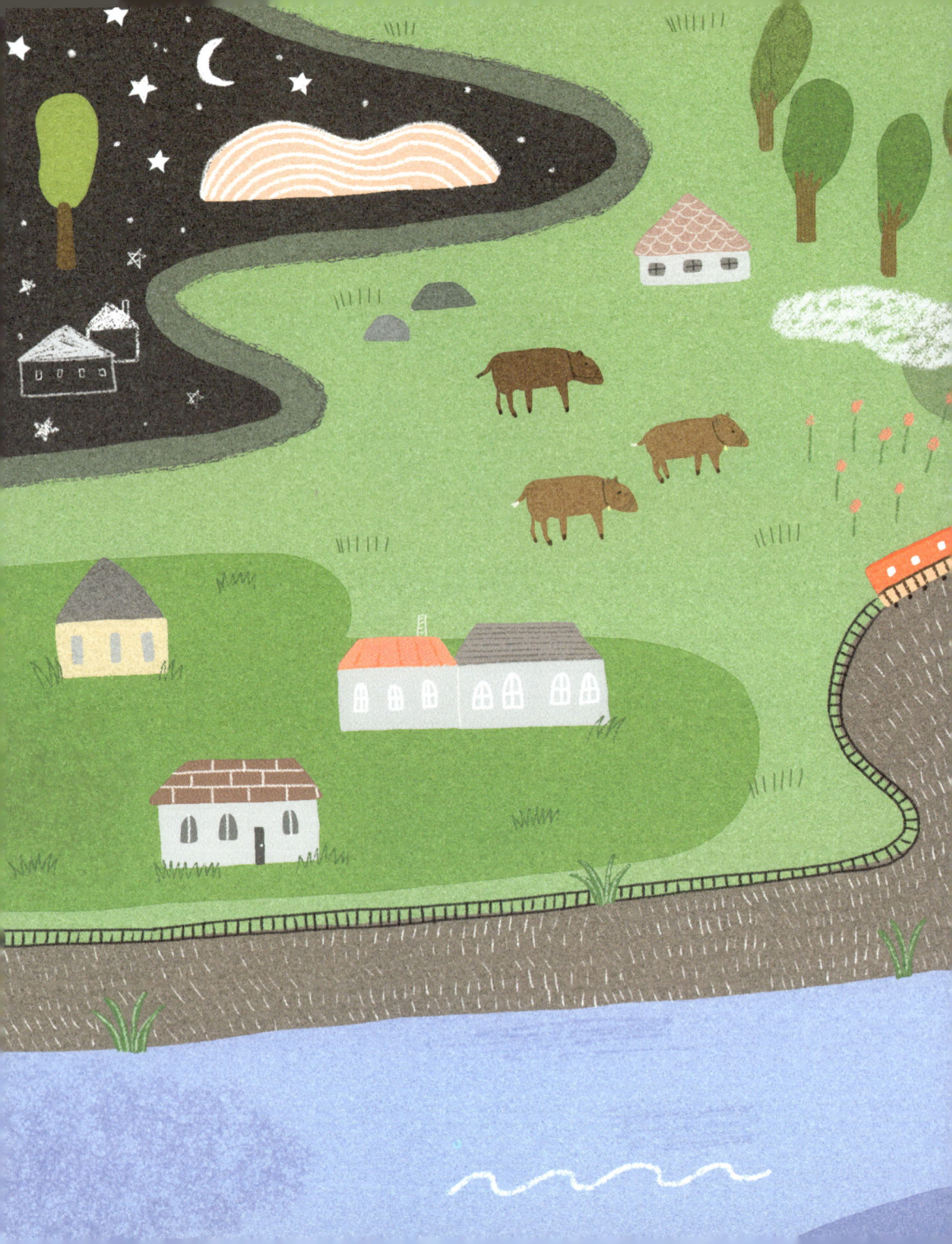

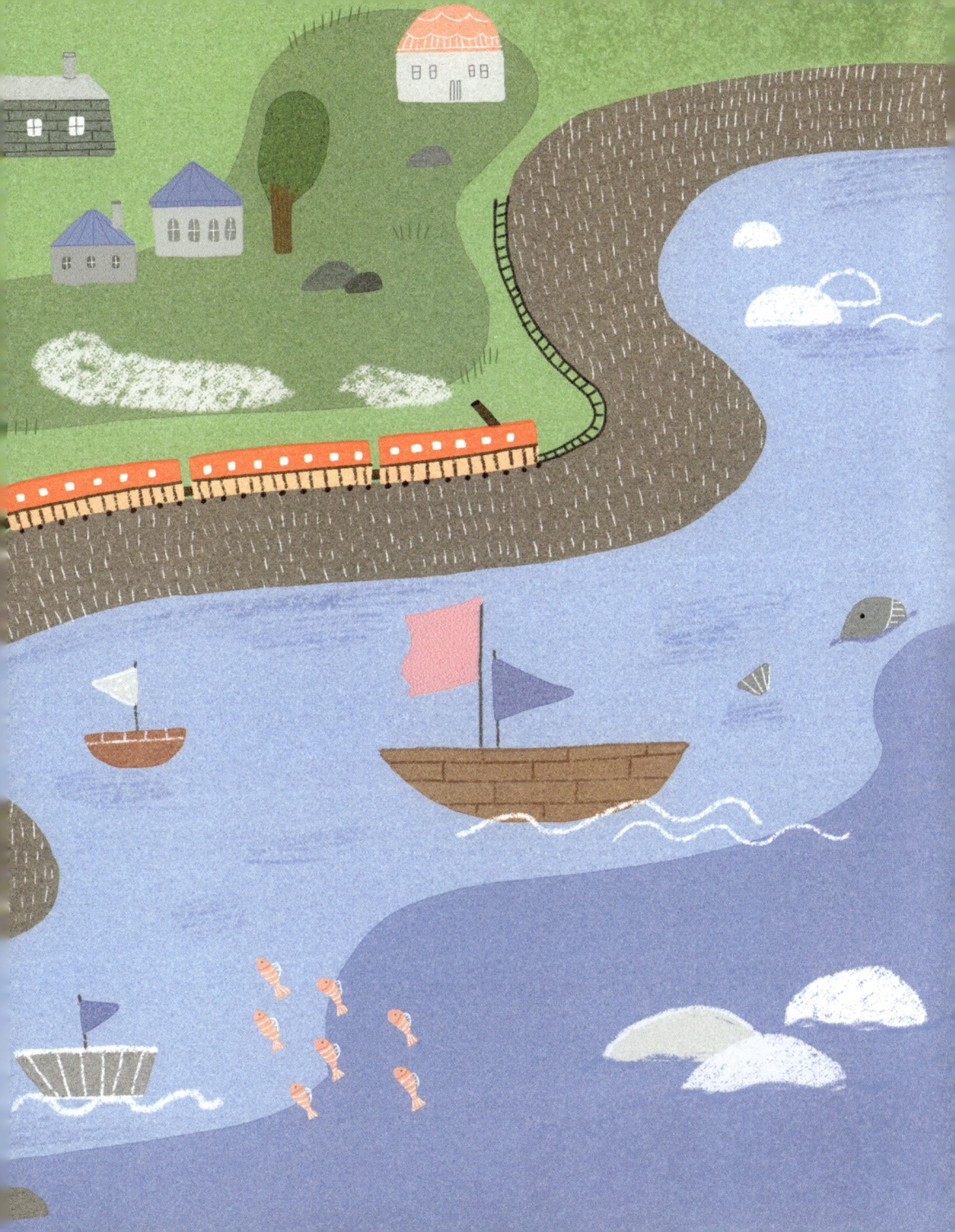

마르코는 식구들에게 자신의 계획을 말했습니다.
가족들은 어린 마르코를 혼자 떠나보낼 수 없어 말렸지만
마르코의 결심은 변하지 않았답니다.
마르코는 끝없이 이어진 바다를 건너
드디어 머나먼 아르헨티나에 도착했습니다.
마르코는 어머니의 주소가 적힌 편지를 들고 거리를 헤맸습니다.
하지만 어머니가 계신다는 집을 찾아갔을 때
어머니는 이미 그곳에 없었습니다.
또한 매번 찾아간 곳에서도 쫓겨나고 말았습니다.
수소문 끝에 마르코는 어머니가 코르도바라는 곳에
계시다는 소식을 들었습니다.

어린 마르코는 울음이 터져 나왔지만 씩씩하게 참았습니다.
다행히 함께 배를 타고 온 할아버지를 만나 도움을 받을 수 있었습니다.
할아버지는 엄마를 찾아다니고 있는 마르코의 딱한 사정을 이야기해서
사람들에게 금전적인 도움을 받을 수 있었답니다.

드디어 마르코는 코르도바를 향해 출발했습니다.
텅 빈 기차는 마르코를 싣고 끝없는 들판을 달렸고,
차가운 바람이 마르코를 괴롭혔습니다.

그런데 코르도바에 도착해보니 이미 어머니는 토쿠만으로 가신 뒤였습니다.

마르코는 그만 쓰러지듯 주저앉고 말았습니다.

하지만 어머니를 만나겠다는 일념으로

운수회사의 달구지를 빌려 타고 다시 토쿠만으로 향했습니다.

소를 모는 일꾼들은 마르코가 지칠 때까지 일을 시켰고,

어린 마르코는 일이 고되어 나날이 여위어갔습니다.

어느 날 마르코는 지쳐 쓰러지고 말았습니다.

열이 높아 계속 헛소리를 하는 마르코를 불쌍히 여긴 감독관은

다행히 마르코를 정성껏 간호해주었습니다.

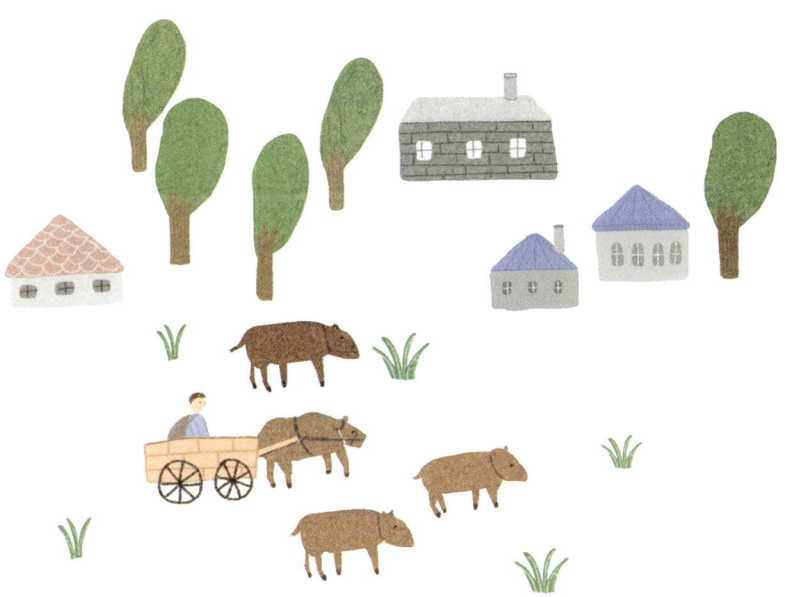

마르코는 토쿠만으로 가는 갈림길에서 감독관과 헤어졌습니다.

소달구지는 흙먼지를 일으키며 멀어져갔고,

마르코는 터벅터벅 걷기 시작했습니다.

며칠 동안이나 계속해서 걸었던 마르코의 발에서는 어느새 피가 났습니다.

'토쿠만 5마일'이라는 푯말을 발견했을 때는

너무 기뻐서 잠시 달려보기도 했지만 곧 지쳐 털썩 쓰러졌습니다.

밤하늘에 가득한 별들이 마르코를 내려다보고 있었습니다.

"엄마! 보고 싶어요."

허공을 향해 엄마를 외친 마르코는 목이 메어

더 이상 말을 이을 수가 없었습니다.

한편 마르코의 어머니는 병을 앓고 있었습니다.

부에노스아이레스에 있을 때부터 병이 났지만 토쿠만까지 가야 했고,

도중에 집으로 연락할 길이 없었습니다.

마르코에 대한 걱정과 가족에 대한 연민으로 걱정에 휩싸인 마르코의 엄마는

점점 쇠약해졌고 수술마저 거부했습니다.

아무것도 모르는 마르코는 발을 절뚝거리며 드디어 토쿠만에 들어섰습니다.

지칠 대로 지쳤지만 엄마를 만날 수 있다는 희망 하나로 걸음을 재촉했습니다.

토쿠만에서 24킬로미터쯤 떨어진 곳에

엄마가 계신다는 말을 들었을 때도 실망하지 않았습니다.

어느새 새벽이 밝아오고 있었습니다.
병마와 싸우고 있던 마르코의 어머니는
희미한 눈빛으로 문 쪽을 바라보며 누워 있었습니다.
그런데 문 앞에 지저분한 옷을 입은 먼지투성이 소년이 들어오는 것을
발견하고는 자리에서 벌떡 일어났습니다.
"너는 우리 마르코가 아니니! 마르코, 마르코!"
"엄마, 엄마!"
마르코는 엄마에게 달려가 품에 와락 안겼습니다.
어머니는 뼈만 앙상하게 남은 팔로 마르코를 꼭 껴안았답니다.

**아기와
태담
나누기**

아가야, 이 이야기를 읽으니 엄마는 어쩐지 눈물이 나는구나.
마르코가 엄마를 찾아가는 여정은 너무나 힘들고 고달프지만
결국 마르코는 엄마와 만나게 되었지. 우리도 마찬가지야.
어떤 어려움이 우리 사이를 가로막는다고 해도 우리는 꼭 만날 수 있단다.
그리고 늘 함께할 거란다.

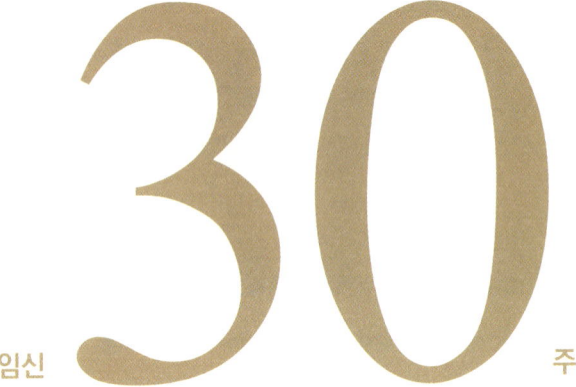

임신 **30** 주

마음의 행복과
평화를 찾으세요

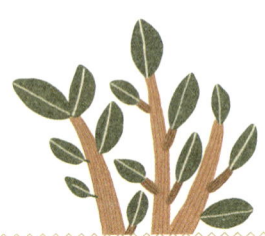

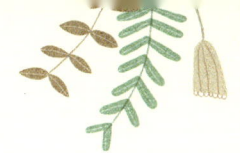

좋은 글은 자꾸 읽으면 자신도 모르게 내용이 체화되고,
또 행동으로 이어지게 됩니다. 마음의 평화를 찾는 것은
굉장히 힘든 일 같지만 생각보다 쉬울 수도 있답니다.
사실 모든 일이 잘 생각해 보면 종이 한 장의 차이인 것처럼,
마음만 먹으면 정말로 내면의 평화가 찾아오는 것을 느낄 수 있을 거예요.

임신 30주차 가족에게 보내는 김성수 박사의 메시지

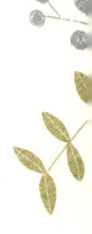

아기는요 이제 태아는 눈을 뜰 수 있고, 머리카락이 잘 자라 있으며, 피부의 주름이 줄어드는 시기입니다. 뇌가 빠르게 성장하기 때문에 머리가 그만큼 커지는 시기이기도 합니다. 아직은 스스로 호흡하거나 체온을 유지하는데 어려움이 있지만 필요한 신체 기관과 기능을 모두 갖추었답니다.

엄마는요 조기 진통이나 조산이 있을 수 있기 때문에 매우 조심해야 하는 시기입니다. 규칙적인 통증이나 출혈이 있는 경우 바로 병원에 가야 합니다. 자궁이 너무 커져서 횡격막을 압박해 숨이 가빠질 수도 있습니다. 이런 증세를 완화시키기 위해서는 앉거나 설 때 자세를 바르게 해서 횡격막에 압박이 가지 않도록 하는 것이 중요하답니다.

아빠는요 아내가 엎드려 자거나 똑바로 누워서 자는 버릇을 고쳐주세요. 엎드린 자세는 배 속의 아기에게 압박이 될 수 있고, 바로 누운 자세는 커진 자궁이 대정맥을 압박해 혈액 순환을 방해하기 때문이지요. 다리 사이에 푹신한 쿠션을 끼워서 옆으로 눕거나 베개를 껴안고 옆으로 눕는 것이 가장 바람직한 자세랍니다. 옆으로 누울 때는 가능하면 왼쪽으로 향하는 것이 좋아요.

**아기와
태담
나누기**

아가야, 오늘은 엄마와 함께 마음을 편안하게 해주는 글귀를 읽어보자꾸나.
좋은 말은 되새기면 되새길수록 자기 것이 될 수 있단다.
그리고 그것이 온전히 자기 안에 자리 잡을 때 비로소 우리는
마음의 완전한 평화를 느낄 수 있을 거야.

마음의 평화

마음의 평화란 생의 갈등이 없는 데서 오는 것이 아니라
그 갈등을 이겨내는 데서 온다.

— 미상

사랑하고 일하며 때로는 쉬면서 별을 바라볼 수 있는 기회를 주는 인생,
그 인생에 감사하자.

— 헨리 밴 다이크

오랫동안 결실 있는 삶을 살아가는 한 가지 비결은
매일 밤 잠자리에 들기 전 모든 사람의 모든 일을 용서해주는 것이다.
― 미상

당신이 하는 거의 모든 일은 별로 의미 없는 일일 것이다.
그러나 당신이 그런 일들을 한다는 그 자체가 중요한 것이다.
― 마하트마 간디

오늘 하루가 힘들지라도 함께 웃을 수 있는 한 사람으로 인해
내일 하루도 이겨낼 수 있는 것이다.
― 미상

인생은 한 권의 책과 같다.
어리석은 이는 대충 넘겨버리지만, 현명한 사람은 공들여 읽는다.
단 한 번밖에 인생을 읽지 못한다는 것을 알고 있기 때문이다.
― 장 파울

신선한 바람이 공기 중의 연기를 말끔히 걷어내듯
감사하는 마음은 절망의 구름을 순식간에 없애버린다.
― 앤디 앤드루스

사람은 자신이 생각하는 모습대로 되는 것이다.
지금 자신의 모습은 자신의 생각에서 비롯된 것이다.
내일 다른 위치에 있고자 한다면 자신의 생각을 바꾸면 된다.

― 얼 나이팅게일

우리의 마음은 밭이다.
그 안에는 기쁨, 사랑, 즐거움, 희망과 같은 긍정의 씨앗이 있는가 하면
미움, 절망, 좌절, 시기, 두려움과 같은 부정의 씨앗이 있다.
어떤 씨앗에 물을 주어 꽃을 피울지는 전적으로 자신의 의지에 달려 있다.

― 틱낫한

평범한 날이여, 그대의 귀한 가치를 깨닫게 하여라.

― 매리 J. 아이리언

미소, 친절한 말, 사소한 보살핌.
우리가 과소평가하는 이것들은
인생의 고비를 넘어가게 해줄 잠재력을 갖고 있다.

― 레오 버스카글리아

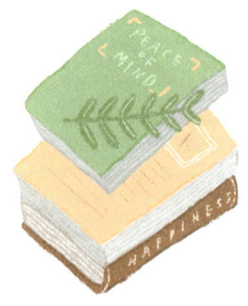

자기 스스로를 좋아하는 사람은
이미 세상에 있는 행복의 절반을 얻은 것과 같다.
행복의 나머지 절반은 주위에 있는 모든 것을
사랑함으로써 얻을수 있다.

— 인드라 초한

**아기와
태담
나누기**

아가야, 엄마의 하루하루는 너와 함께 있기에 결코 평범하지 않단다.
오히려 이렇게 조용히 지나가는 하루하루가 나에게는 매우 특별하구나.
엄마는 요즘 땅에서 솟아나는 한 포기의 풀만 보아도
애틋한 생명의 에너지를 느끼곤 한단다.
그건 바로 소중한 네가 있기 때문이야.

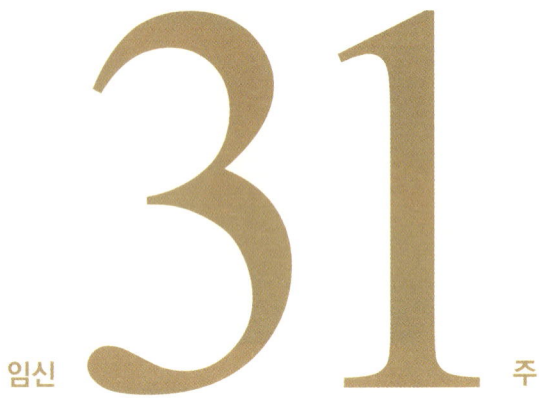

임신 **31** 주

너를 위해 특별한
나무 한 그루가 되어줄게

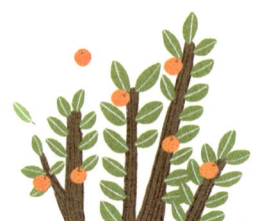

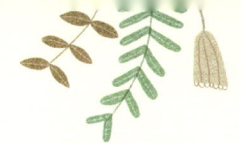

당신의 아이에게 당신은 누구와도 바꿀 수 없는
이 세상에 오직 하나뿐인 친구이자,
누구와도 비교할 수 없는 소중한 부모입니다.
그리고 당장 내일이라도 튼튼한 가지와 맛있는 열매,
편히 쉴 수 있는 밑동까지 모두 내어줄 수 있는
세상에 오직 하나뿐인 아름드리 나무입니다.

임신 31주차 가족에게 보내는 김성수 박사의 메시지

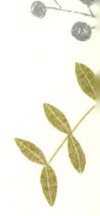

아기는요 폐와 소화 기관이 거의 완성되는 시기입니다. 태아는 양수 속에서 숨을 쉬는 연습을 열심히 하고 양수를 삼켜 수분을 섭취합니다. 31주가 되면 두 눈을 뜨고 감는 연습을 합니다. 밝고 어두운 것을 어느 정도 구별할 줄 아는 것이지요. 이 시기에 태아의 무게는 1,500g 정도 됩니다.

엄마는요 임신부 체조를 게을리하지 마세요. 임신 후기에는 허리를 지탱하는 인대와 근육이 느슨해지면서 계속 요통을 느낄 수도 있습니다. 커진 유방을 지탱하기 위해서 어깨에도 피로가 쌓입니다. 얼굴이나 목, 가슴, 팔에는 빨간 반점이 나타날 수 있지만 대개의 경우는 문제가 없으니 걱정하지 마세요. 분만 직후에 이런 증상은 자연적으로 사라집니다.

아빠는요 임신 후기에는 조산의 위험도 있고 갑자기 분만할 수 있기 때문에 미리미리 출산 계획을 세워둬야 한답니다. 시간 여유가 있을 경우 남편도 산모 체조 교실에 동참해보세요. 특히 호흡법을 연습하거나 행복했던 순간을 떠올려 긴장 줄이기와 이완 연습을 할 때는 남편의 도움이 필요합니다.

**아기와
태담
나누기**

아가야, 『나의 라임오렌지 나무』라는 소설에는
제제라는 한 어린 소년과 그 소년의 소중한 친구인 라임오렌지 나무가 등장한단다.
제제는 처음에는 그 나무를 좋아하지 않았어.
누나와 형이 가진 나무에 비해 너무나 작고 볼품도 없었기 때문이지.
하지만 곧 그 나무의 소중함을 깨닫게 되었단다.
제제와 이야기할 수 있는 나무는 라임오렌지 나무,
그 아기 나무 한 그루가 유일했기 때문이지.

나만의 라임오렌지 나무

제제는 깜짝 놀라 벌떡 일어났습니다.
그리고는 자기 옆의 그 작은 나무를 살펴보았습니다.
나무하고도 말할 수 있다고는 생각하지 못했기 때문이었죠.
"네가 지금 정말 말을 하고 있는 거니?" 제제가 말했습니다.
"내가 이야기하는 것을 듣지 못했어?" 나무는 조용히 웃었습니다.
제제는 너무 놀라서 뒤뜰을 뛰쳐나갈 뻔했습니다.
하지만 호기심이 일었기 때문에 그 자리에 잠시 서 있었습니다.

"넌 도대체 어디로 말을 하는 거지?" 제제가 묻자,

"나무는 모든 곳으로 이야기를 할 수가 있단다.

잎사귀로도 할 수 있고, 가지와 뿌리로도 할 수 있단다.

자, 보렴. 네 귀를 여기 내 몸에 갖다 대고

내 가슴이 두근두근 뛰는 소리를 한번 들어봐." 나무가 대답했습니다.

제제는 주춤하면서 잠시 당황했지만

나무가 자기 키보다 작은 것에 안심하고

나무에 귀를 대어보았습니다.

그러자 정말 똑, 똑 하는 소리가 아주 가까이서 들려왔습니다.

"이제 알겠니?"

"한 가지만 더 물어볼 게 있는데, 누구나 너하고 이야기할 수 있는 거야?"

"아니야, 제제. 세상에 단지 너 한 명뿐이야."

"정말?"

"응, 맹세코. 언젠가 한 요정이 이야기해주었어.

한 소년이 내 친구가 될 때 나는 말을 할 수 있게 되고,

또 아주 행복해질 거라고."

"내가 이사 올 때까지 일주일 이상은 걸릴 텐데, 날 기다려줄 수 있겠니?"

"물론이야! 난 오직 너를 위한 아기 나무니까. 자, 내 가지에 올라타 보렴."

제제는 가만히 나무에 올라타서

아기 나무가 기분 좋게 흔들리는 것을 느꼈습니다.

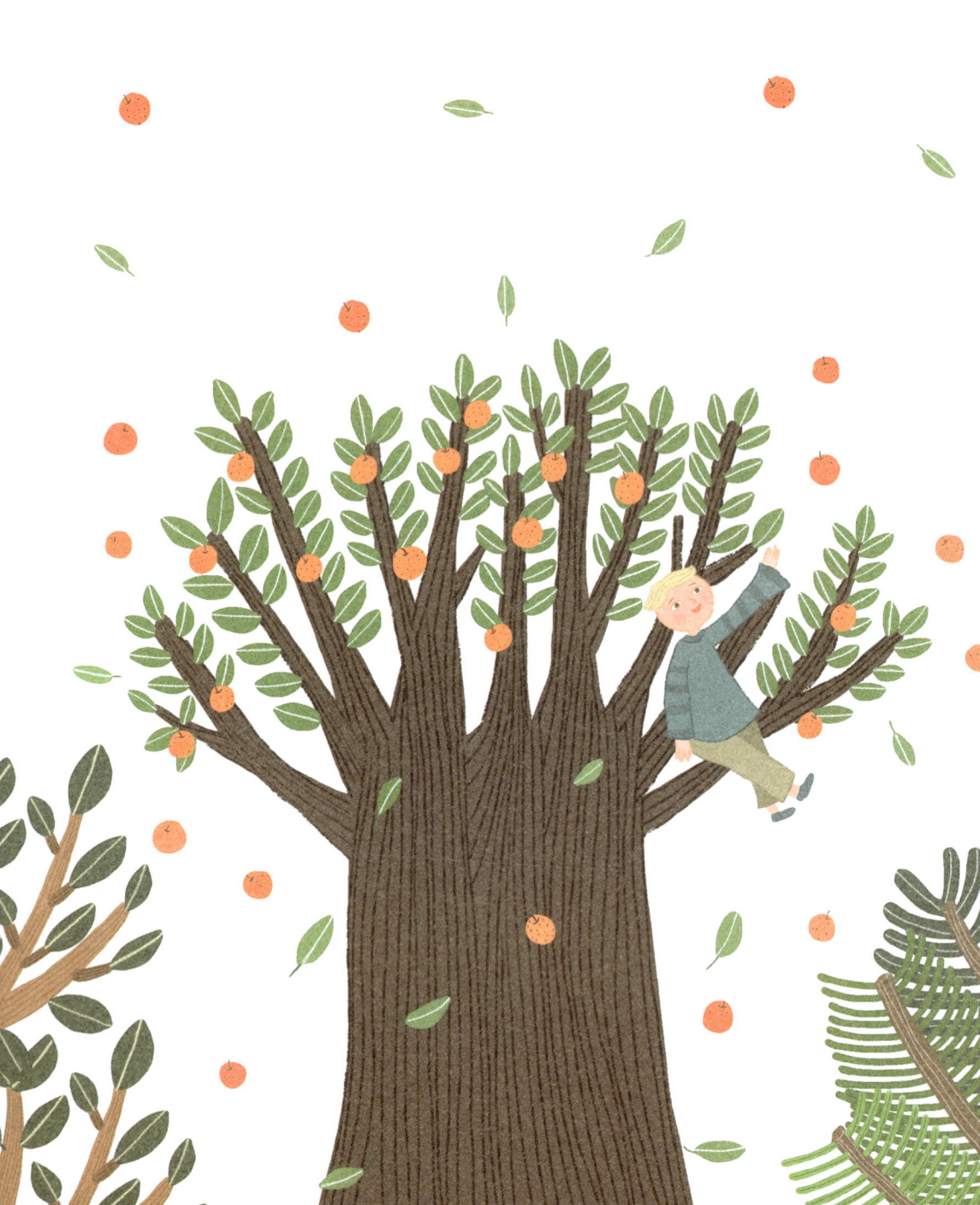

그리고는 나무를 사랑스럽게 쓰다듬어주고 내려왔습니다.

"나 이사 오기 전이라도 가능하면 자주 올게. 이제 난 가봐야 되겠어.

잘 있어, 친구야……. 넌 이 세상에서 가장 아름답단다.

아 잠깐, 조용히. 저기 누나가 온다!"

누나는 제제가 나무를 껴안으며 인사하는 순간 다가왔습니다.

제제는 누나에게 말했습니다.

"누나, 이제는 누나나 형이 망고 나무와 따마린두 나무를

아무리 많이 준다고 해도 내 나무와 바꾸지 않을 거야.

이 오렌지 나무는 이 세상에서 오직 하나뿐인 나를 위한 나무니까."

누나는 제제의 머리를 사랑스러운 듯 쓰다듬어주었답니다.

— J. M. 바스콘셀로스의 『나의 라임오렌지 나무』 중에서

아기와 태담 나누기

아가야, 제제의 라임오렌지 나무처럼
너도 나에게는 세상에 하나뿐인 소중한 존재란다.
아가야, 소중한 네가 있기에 엄마 아빠는 늘 행복하고,
곧 너를 만날 생각만 하면 절로 입가에 미소를 머금게 된단다.

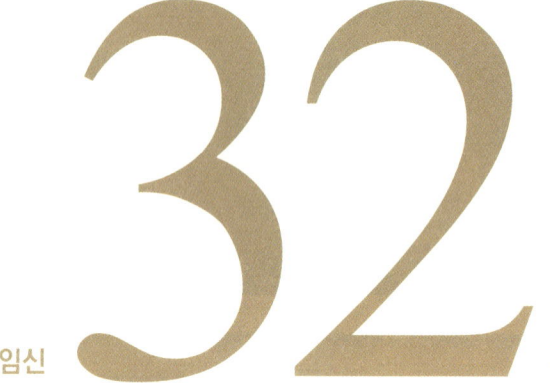

임신 **32** 주

네 앞에 늘 떳떳한
부모이고 싶단다

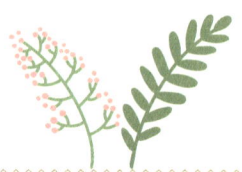

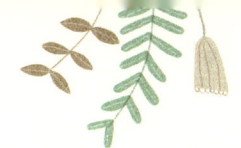

참된 사람이 된다는 것은 굉장히 힘든 일입니다.
참된 부모가 된다는 것도 마찬가지랍니다.
하지만 늘 마음공부를 게을리 하지 않는다면 당신 역시 아이에게
부끄럽지 않은 훌륭한 부모가 될 수 있습니다.
아이의 인성을 바르게 키워줄 수 있는 역량을 지닌 참된 부모 말입니다.

임신 32주차 가족에게 보내는 김성수 박사의 메시지

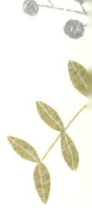

아기는요 아기의 크기는 28cm 정도 되며 무게는 1,800g 정도 나간답니다. 피부는 아직 빨갛고 주름이 많습니다. 발톱이 있으며 남자 아이의 경우에는 고환이 아래로 내려옵니다. 이 시기에는 머리 크기와 비교해서 팔다리도 적절한 비율로 자라나 엄마의 자궁이 비좁게 느껴집니다. 그만큼 움직임도 줄어들지요.

엄마는요 태아가 커지면서 가슴앓이가 심해지고 숨 쉬는 것도 벅찰 때가 많습니다. 입덧할 때처럼 속이 메스꺼워지기도 합니다. 자궁이 위를 압박하기 때문이지요. 제대로 식사하는 것이 어렵다면 적은 양을 여러 번 나누어 먹는 것이 좋습니다. 출산이 가까워지면 자궁이 저절로 아래로 내려가면서 위의 압박감이 줄어들어 이런 증상이 완화됩니다.

아빠는요 하루에 몇 분씩 아기와 태담을 나누세요? 아내가 피곤해하지 않을 때마다 배 속의 아기에게 다정하게 말을 걸어 보세요. 아기는 분명히 아빠 이야기에 귀여운 귀를 쫑긋 세운 채 흥미롭게 듣고 있을 거예요. 하루하루 아기에게 들려줄 이야기를 생각해보세요. 아빠의 정성 어린 노력만큼 우리 아기도 상상력이 풍부한 사람이 될 거예요.

**아기와
태담
나누기**

아가야, 오늘은 『채근담』에서 읽은 내용을 엄마 목소리로 다시 들려줄게.
채근담은 중국 명나라 말기에 홍자성이라는 선비가 지은 글을 모아놓은 책이란다.
홍자성은 벼슬자리에서 물러나 청렴한 생활을 고집하면서
끊임없는 인격 수련을 했던 사람이야.
삶에 대한 담담한 깊이를 말해주는 홍자성의 『채근담』을 우리 한번 읽어보자꾸나.

참된 사람이 된다는 것

사람이 세상을 살아가는 것은 마치 거친 물결을 건너가는 것과 같단다.
세상살이의 경험이 얕으면 세상에 때 묻는 것 또한 적고,
세상살이의 경험이 많으면 교묘한 수단으로
사람을 속이는 것 또한 깊어질 수 있단다.
그러므로 참된 사람은 인생을 능숙하게 살기보다는
정직하고 순박하게 살아가며,
치밀하고 약삭빠르게 살기보다는

어리석음을 취하여 소탈하게 살아간단다.

또 참된 사람은 자신의 마음가짐에 꾸밈이나 거짓이 없어서,
하늘이 푸르고 태양이 빛나는 것처럼
누가 보더라도 그 마음을 곧 알 수 있게 하고,
자신의 재주나 지혜는 구슬이 바위 속에 감추어져 있는 것처럼
남들이 쉽게 알도록 하지 않는단다.

다른 사람이 부유함을 내세울 때
참된 이에게는 어진 마음이 있고,
다른 사람이 지위를 내세울 때
그에게는 떳떳한 의로움이 있단다.

세상 사람들은 출세하여 높은 이름과 지위를 얻어 사는 것이
즐거운 것인 줄만 알지, 비록 내세울 만한 이름과 지위가 없어도
홀가분하게 사는 진정한 즐거움이 무엇인지는 결코 알지 못한단다.

또 사람들은 춥고 배고픈 것만이 근심인 줄 알지만,
잘 먹고 잘사는 사람들이 재산을 지키기 위해
얼마나 많은 걱정을 하는 줄은 알지 못한단다.

사람은 마음을 언제나 비워두어야 한단다.
잡념 없이 마음이 비어 있어야 정의와 진리가 와서 살 수 있단다.

또 사람의 마음은 언제나 채워두지 않으면 안 된단다.
마음이 정의와 진리로 꽉 차 있으면
욕심이 들어오지 못하기 때문이지.
내 마음을 살펴서 항상 원만함을 얻을 수 있다면
세상은 저절로 아무런 흠이 없는 세계가 될 것이고,
내 마음이 언제나 너그럽고 평화롭다면
세상 사람들에게서 저절로 사나운 마음이 사라질 거란다.

— 홍자성의 「채근담」 중에서

아기와 태담 나누기

아가야, 「채근담」은 우리가 미처 깨닫지 못했던 인생의 참뜻과 지혜로운 삶의 방식을 알려주는 고전이란다.
이 책을 읽으면 걱정이나 근심으로 고통 받는 사람들도 마음의 평화를 찾을 수 있다고 하지. 엄마, 아빠도 「채근담」의 좋은 구절들을 마음속에 되새기며 늘 편안한 마음을 가지려고 해.
곧 만나게 될 소중한 우리 아기를 떠올리며 참된 사람, 참된 부모로 떳떳하게 네 앞에 설 수 있도록 말이야.

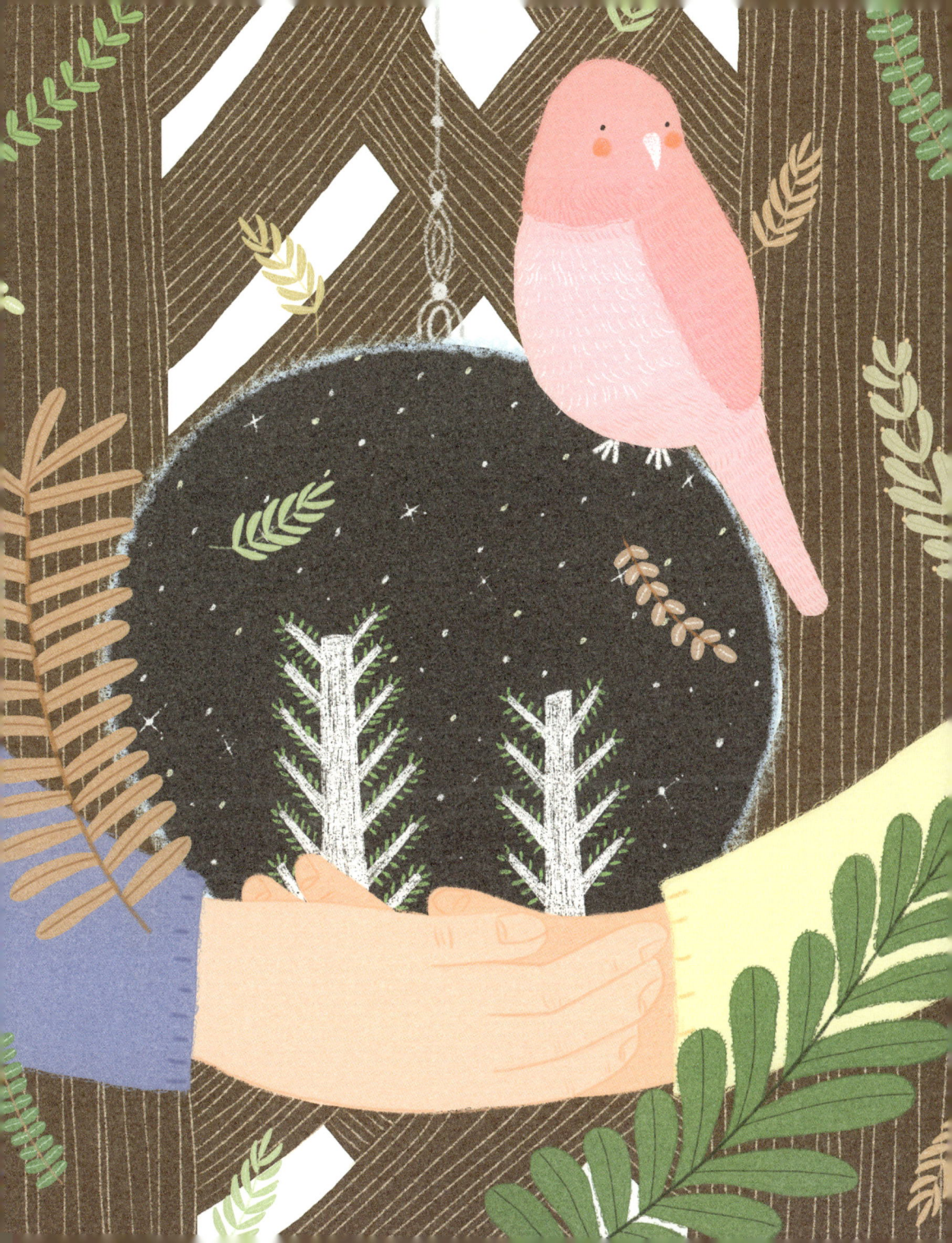

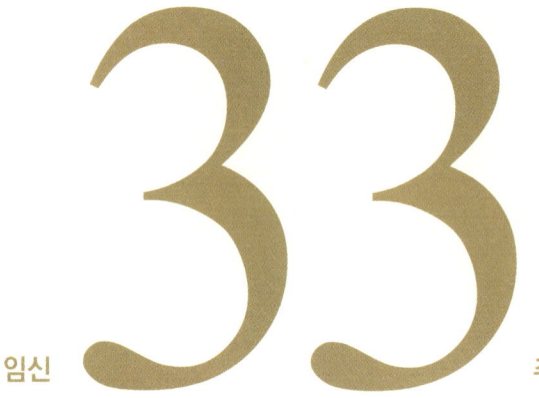

임신 **33** 주

꽃을 피워내는
마음으로

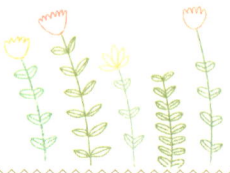

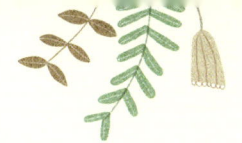

서정주의 시 〈국화 옆에서〉에는 이런 구절이 나오지요.
"한 송이 국화꽃을 피우기 위해 봄부터 소쩍새는 그렇게 울었나 보다."
그렇습니다. 작고 연약한 한 송이의 꽃도 생명의 의미를 지니고 있습니다.
보잘것없어 보이는 한 송이 꽃에도 모두 꽃말이 있고,
전설이 있는 것도 다 그런 까닭에서랍니다.

임신 33주차 가족에게 보내는 김성수 박사의 메시지

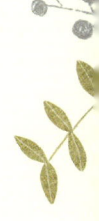

아기는요   태아는 폐 운동을 위해 양수를 들이마시면서 호흡 연습을 하고 있습니다. 태아의 무게는 2,000g 정도 나가지요. 이때 양수의 대부분은 태아의 소변입니다. 혈액 순환이 잘되면 아기가 소변을 잘 보고, 적절한 양의 양수가 유지됩니다. 남자 아기의 경우 고환이 음낭으로 내려가지 않거나 생후까지 제자리를 잡지 못할 때도 있습니다. 보통 첫 돌 때까지는 자리를 잡는데, 계속 고환이 내려오지 않으면 의사 선생님과 상담해야 합니다.

엄마는요   임신 말기에 출산이 불안하고 두렵게 느껴지는 것은 당연합니다. 하지만 항상 곁에는 든든한 남편과 가족이 있다는 사실을 꼭 기억하세요. 임신 말기에는 시력이 변하는 것은 아니지만 각막의 감각이 떨어지거나 각막이 부어 약간 두꺼워질 수 있습니다. 그래서 평소 쓰던 콘택트렌즈가 잘 맞지 않고 불편하게 느껴질 수도 있으니 미리 알아두세요.

아빠는요   출산을 앞둔 아내는 성욕이 크게 줄어들 수 있습니다. 신체적인 변화 때문이기도 하지만 출산에 대한 두려움이 가장 큰 이유랍니다. 임신 후기에 무리한 성관계는 피하는 것이 좋고 대신 부드러운 페팅 등으로 아내에 대한 애정을 표현해보세요. 당신이 아내를 진심으로 아껴줄수록 아내가 출산에 대해 가지는 심리적 부담감도 한결 가벼워진답니다.

**아기와
태담
나누기**

아가야, 옛날부터 전해 내려오는 이야기들 중에는
다른 사람들을 위해 싸운 훌륭한 영웅들의 이야기가 많단다.
오늘은 엄마가 은방울꽃에 얽힌 전설을 들려줄게.
귀엽고 예쁜 모습과는 달리 한 청년의 용기로 피어난 꽃이 바로 은방울꽃이란다.

은방울꽃 이야기

옛날 옛적에 굉장히 용감하고, 옳은 일을 위해서라면
두려움 없이 싸우는 레오날드라는 청년이 살았습니다.
어느 날 사냥을 나갔던 레오날드는 평소에 마을 사람들을 괴롭히고 해치던
무서운 독사를 만나게 되었습니다.
독사는 큰 몸집을 넘실대며 레오날드를 향해 독을 뿜으러 다가왔습니다.
레오날드는 자신을 공격하려는 독사를 본 순간,
이 독사를 죽여 마을 사람들의 불안을 덜어주어야겠다고 생각했습니다.

레오날드는 독사를 처치하기 위해 힘거운 싸움을 시작했습니다.
추운 숲 속에서 몇 날 밤을 지새웠는지 모릅니다.

사흘 밤 사흘 낮을 계속하여 싸운 끝에 드디어 레오날드는 독사를 처치했습니다.
하지만 독사의 날카로운 이에 레오날드도 치명적인 부상을 입고 말았지요.
레오날드는 비틀비틀 집으로 발걸음을 옮겼습니다.
그의 발자국 발자국마다 붉은 핏방울이 방울방울 떨어졌습니다.

붉은 핏방울이 떨어진 자리에는 갑자기 예쁜 꽃들이 피어나기 시작했어요.
방울방울 귀여운 꽃봉오리를 가득 달고 피어난 그 꽃의 이름은
바로 '은방울꽃'이랍니다.
아마도 은방울꽃은 레오날드가 마을 사람들을 생각하며
정의롭게 싸웠던 것을 기념하는 의미에서 피어난 모양입니다.
지금도 숲 속을 아름답게 장식하는 은방울꽃의 꽃말은
'틀림없이 행복해질 거예요.'랍니다.

아기와 태담 나누기

아가야, 레오날드가 사람들을 위해 자신의 목숨까지 아끼지 않았던
그 용기가 느껴지니?
엄마도 그런 용기를 낼 수 있을지는 잘 모르겠지만
늘 너를 위해 모든 것을 바칠 준비는 되어 있단다.
한 사람의 고결한 용기로 아름다운 꽃을 피워내듯이 말이야.

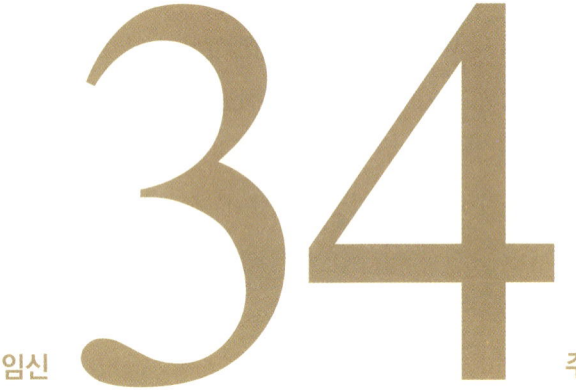

임신 **34** 주

매일 아름다운
자장가를 불러줄게

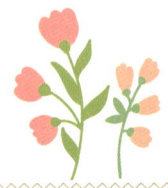

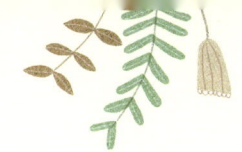

눈을 감고 상상해보세요.
보드라운 옷을 입고 새근새근 잠든 아기가 당신의 어깨에 편안하게
고개를 누인 모습. 아기 요람을 간들간들 흔들며 천사처럼
잠든 아기 얼굴을 바라보는 당신의 모습. 어부바해서 동네 산책을 나갔더니
어느새 등에 얼굴 붙이고 잠든 아기의 체온까지 말이죠.
상상만 해도 가슴이 뭉클해지지 않나요?

임신 34주차 가족에게 보내는 김성수 박사의 메시지

아기는요 이제 태아의 손톱은 완전히 자랐고, 피부는 핑크색을 띠며 부드러워집니다. 좁은 자궁 속에서 활발하게 움직일 수는 없지만, 자신의 몸을 움직여서 위치를 조정할 수는 있습니다. 이 시기가 되면 대부분의 태아는 머리를 엄마의 자궁 쪽으로 두고 태어날 준비를 합니다. 두개골이 아직 완전히 결합되지 않아 부드러운 상태인데, 이는 분만 시 산도를 따라 바깥으로 쉽게 나오기 위해서입니다.

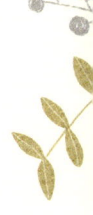

엄마는요 이때부터는 태아가 커져서 거동이 다시 불편해지며, 치골이나 사타구니 쪽이 아프기도 합니다. 다리에 쥐가 자주 나거나 통증을 느낄 때도 많습니다. 이럴 때는 누워서 다리를 높이 올려두고 휴식을 취하세요. 마음이 계속 불안하다면 잔잔한 음악을 들으면서 몸과 마음을 차분히 하기 위해 노력해보세요.

아빠는요 산후조리를 어떻게 할 것인지 아내와 의논하세요. 보통 친정이나 시댁에서 해주는 경우가 많지만 요즘에는 시설 좋은 산후조리원을 이용하는 사람도 늘고 있기 때문에 잘 알아보고 선택하는 것이 좋답니다. 산후조리원은 시설이나 비용, 위치 등의 여러 조건을 꼼꼼히 따져보고, 산후도우미를 집으로 부를 경우에는 경험이 풍부한 사람인지 꼭 확인하세요.

**아기와
태담
나누기**

아가야, 사랑하는 우리 아가야.
엄마는 매일 우리 아기를 재울 때마다 솜사탕처럼 달콤한 목소리로
마치 꿈결 속, 구름 속을 헤엄치는 것처럼 부드럽고 달콤함 자장가를 불러주고 싶구나.
자장자장 부드러운 목소리로 토닥토닥 우리 아기가 솔솔 잠들 수 있는
그런 자장가를 불러주고 싶구나.

브람스의 자장가

잘 자라 내 아기 내 귀여운 아기
아름다운 장미꽃 너를 둘러 피었네
잘 자라 내 아기
밤새 편히 쉬고 아침이 창 앞에 찾아올 때까지
잘 자라 내 아기 내 귀여운 아기
오늘 저녁 꿈속에 천사 너를 보호해
잘 자라 내 아기
밤새 고이고이 낙원의 단꿈을 꾸며 잘 자거라

모차르트의 자장가

잘 자라 우리 아가
앞뜰과 뒷동산에
새들도 아가 양도 다들 자는데
달님은 영창으로
금 구슬 은 구슬을
보내는 이 한밤
잘 자라 우리 아가 잘 자거라

슈베르트의 자장가

자장 자장 노래를 들으며
옥같이 어여쁜 우리 아가야
귀여운 너 잠잘 적에
하느작하느작 나비 춤춘다

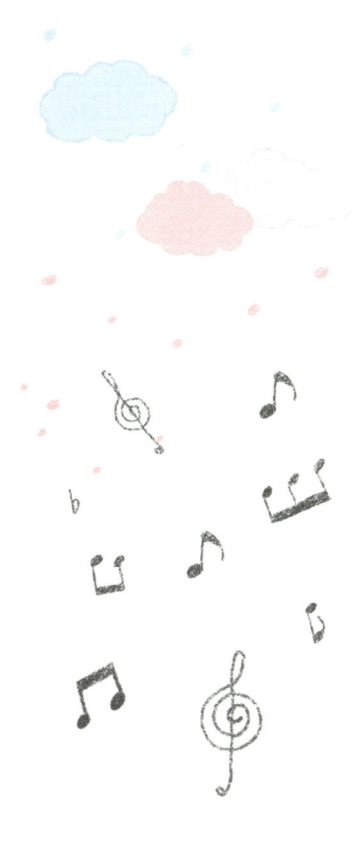

이흥렬의 자장가

자거라 자거라 귀여운 아가야
꽃 속에 잠드는 범나비같이
고요히 눈 감고 꿈나라 가거라
하늘 위 저 별이 잠들 때까지
자거라 자거라 귀여운 아가야
금잔디에 잠드는 봄 나비같이
고요히 눈 감고 꿈나라 가거라
꽃잎을 날리는 바람 따라서

김대현의 자장가

우리 아기 착한 아기
소록소록 잠들라
하늘나라 아기별도
엄마 품에 잠든다
둥둥 아기 잠자거라
예쁜 아기 자장

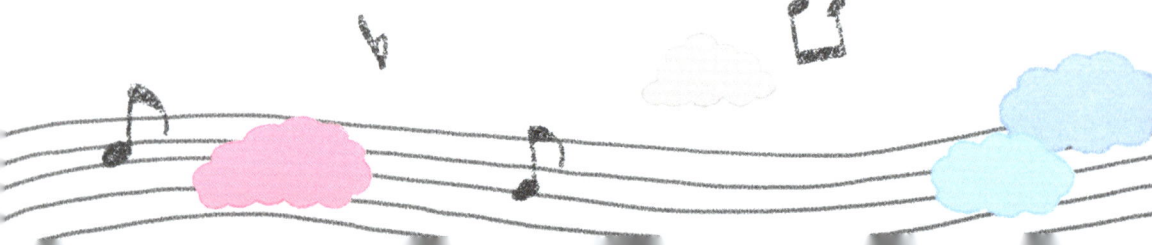

충청도 전래 자장가

자장 자장 우리 아기
자장 자장 우리 아기
꼬꼬 닭아 울지 마라
우리 아기 잠을 깰라
멍멍 개야 짖지 마라
우리 아기 잠을 깰라
자장 자장 우리 아기
잘도 잔다 우리 아기

금자동아 은자동아
우리 아기 잘도 잔다
금을 주면 너를 사며
은을 주면 너를 사랴
나라에는 충신동아
부모에겐 효자동아
자장 자장 우리 아기
잘도 잔다 우리 아기

아기와 태담 나누기

아가야, 너를 위해 자장가를 부르는 엄마의 부드러운 목소리가 잘 들리니?
엄마의 따뜻한 마음이 느껴지니?
엄마는 어서 폭신한 이부자리를 펴고 우리 아기랑 나란히 누워
우리 아기 통통한 가슴 토닥토닥 두드리며 도란도란 이야기 나누다 잠들고 싶구나.

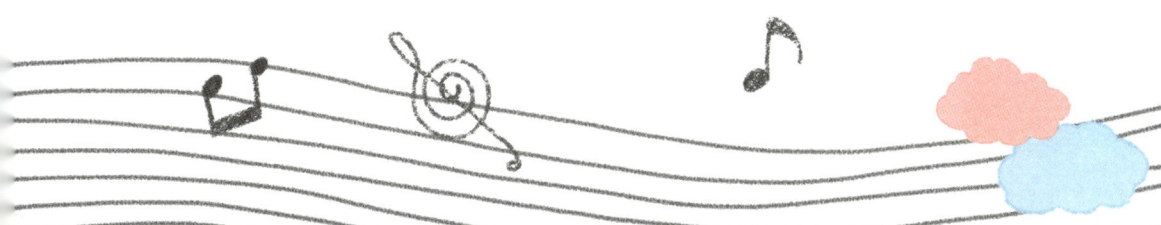

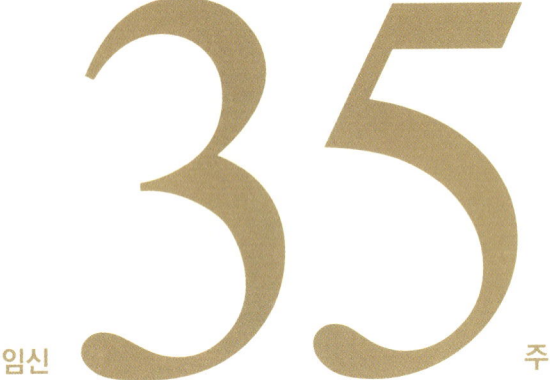

임신 **35** 주

행복의 시작은
바로 기다림이란다

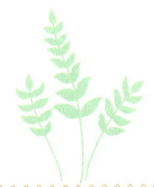

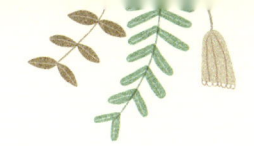

지금까지 정말 잘 견뎌왔습니다.
당신과 남편의 기다림에 뜨거운 박수를 보내고 싶습니다.
이제 조금만 더 참으면 그토록 기다리고
기다리던 사랑의 결정체를 만날 수 있을 것입니다.
그 벅찬 만남이 이루어지는 순간,
당신은 비로소 기다림의 가치를 알게 될 것입니다.

임신 35주차 가족에게 보내는 김성수 박사의 메시지

아기는요 태아의 피부색은 점점 더 분홍색을 띠게 됩니다. 피부 밑에 백색 지방이 축적되기 때문이지요. 이 지방은 태아의 체온 조절과 에너지를 내는 일에 많은 도움을 줍니다. 백색 지방이 생기면서 피부의 주름도 줄어들고 피부를 덮고 있는 보호 물질인 태지는 점점 두꺼워집니다. 이 시기 태아의 무게는 2,500g 정도입니다.

엄마는요 면역력이 없는 신생아를 위해 디프테리아, 백일해, 파상풍 예방접종을 해두세요. 엄마가 예방접종을 하면 태반을 통해 태아에게 항체가 전달됩니다. 이 시기에는 다리가 많이 붓기도 합니다. 너무 많이 붓는 경우에는 임신중독증의 가능성이 있으므로 병원에서 꼭 확인해보는 것이 좋습니다. 다리가 부을 때마다 다리를 심장보다 높게 올려놓아 보세요. 부기가 좀 빠질 거예요. 출산일이 다가오면 식욕이 없어질 수 있지만 건강한 아기를 위해 음식을 끝까지 잘 챙겨먹는 것도 잊지 마세요!

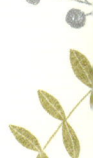

아빠는요 아직 출산용품을 준비하지 못했다면 어서 준비하세요. 입원할 때 필요한 의료보험 카드, 진찰권, 산모 수첩도 잘 챙겨두고 부드러운 수건과 기초 화장품, 세면도구, 면 팬티 여러 장, 수유용 브래지어와 패드, 내복이나 얇은 카디건 등 출산 후 아내에게 필요한 물건들도 미리 꼼꼼하게 챙겨두세요. 멋진 남편, 아빠가 되는 일은 이렇게 사소한 일에서부터 시작되는 것이 아닐까요?

아기와 태담 나누기

아가야, 엄마 아빠는 너를 지금까지 잘 기다려왔단다.
우리의 기다림은 처음에는 설렘으로 시작되었지.
간혹 힘들기도 하고 불안하기도 했지만
이제는 곧 너를 만날 수 있다는 희망에 엄마는 가슴이 두근거리는구나.
너를 만나 행복한 시간을 보내리라는 상상으로 엄마는 오늘도 설렌다.

파랑새 🔊

크리스마스 전날 밤이었습니다.
두 꼬마는 창문으로 앞집에서 열리는 파티를 구경만 하고 있었습니다.
가난한 아이들의 집에는 예쁜 트리도, 선물도, 아무것도 없었거든요.
그런데 갑자기 누군가가 똑똑 문을 두드렸어요.
문을 열어보니 등이 굽은 한 할머니가
아픈 손녀딸을 위한 행복의 파랑새를 찾고 있다고 말했습니다.
할머니는 파랑새를 찾아달라며 두 꼬마에게 마법의 모자를 선물했습니다.

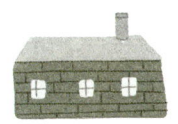

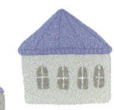

두 꼬마는 파랑새를 찾아 여행을 떠났습니다.
마법의 모자에 달려 있는 다이아몬드를 돌리니
두 꼬마는 가장 먼저 추억의 나라에 도착해 있었습니다.

그곳에는 오래 전에 돌아가신 할아버지와 할머니가 계셨어요.
한 꼬마가 할아버지의 집에서 파랑새를 발견했지만
파랑새는 추억의 나라를 떠나자마자 죽고 말았답니다.
두 꼬마는 크게 상심했지요.

다시 다이아몬드를 돌리자 이번에는 밤의 나라에 도착했어요.
밤의 나라에는 수많은 파랑새들이 날아다니고 있었습니다.
두 꼬마는 파랑새를 여러 마리 잡아 밖으로 나왔지만,
다시 보니 그 새들은 파랑새가 아닌 검은 새들이었답니다.

두 꼬마는 다시 다이아몬드를 돌려
이번에는 행복의 나라로 갔습니다.
하지만 그곳에서는 모두들 행복하기만 했기 때문에
희망의 새인 파랑새를 오히려 찾을 수 없었습니다.

이번에는 미래의 나라로 갔습니다.

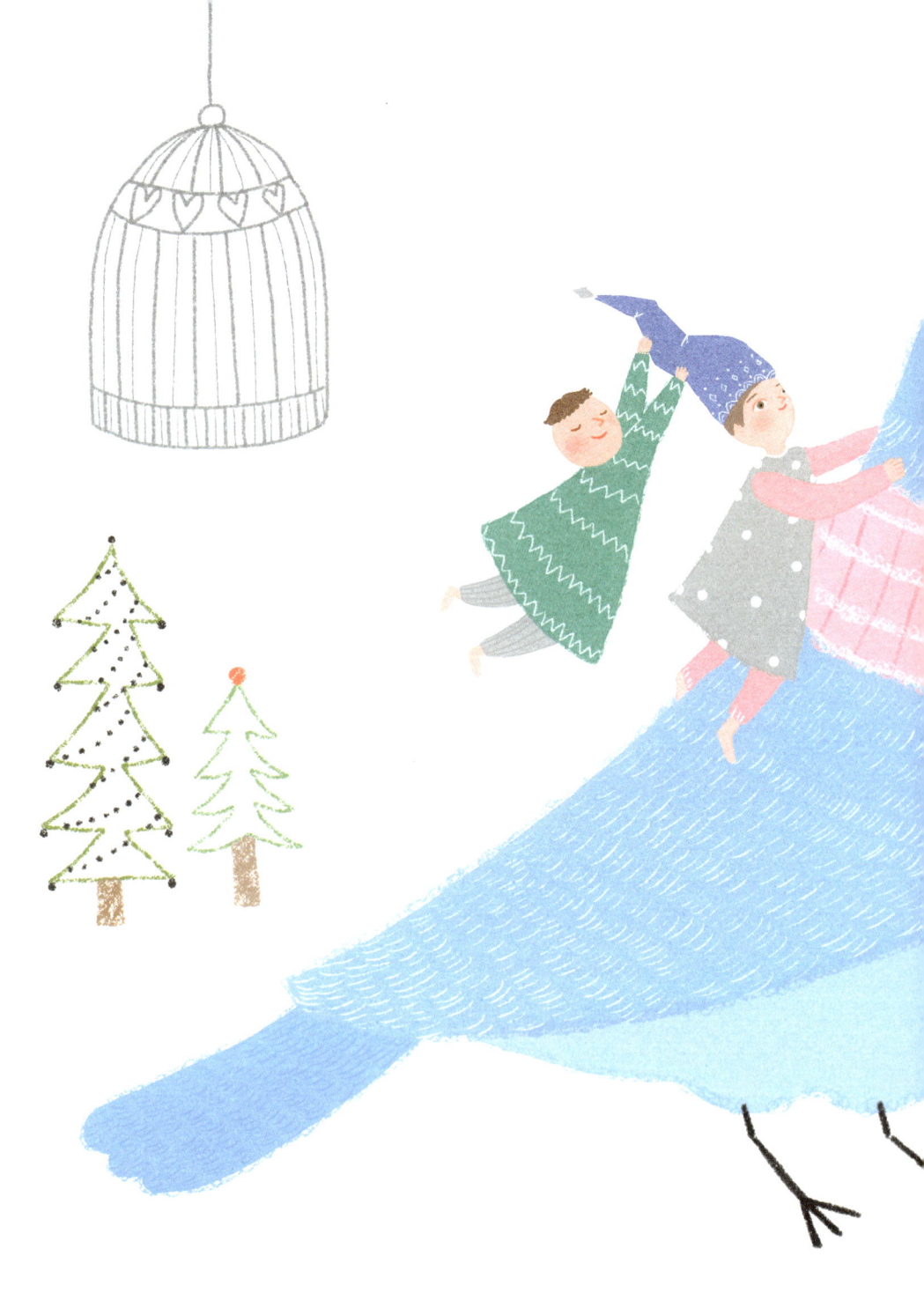

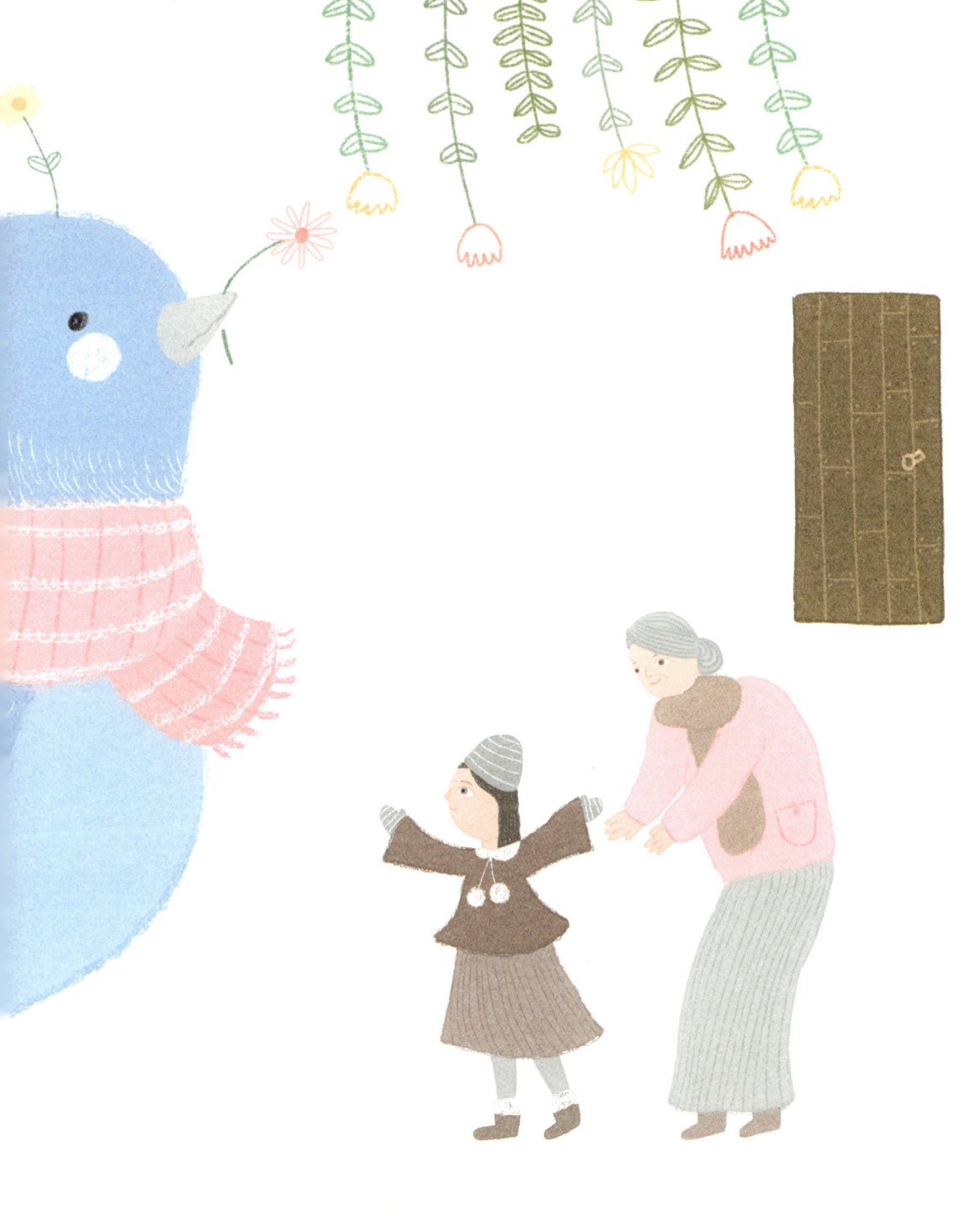

미래의 나라에는 곧 어른이 될 어린이들이 모여 있었어요.
하지만 역시 파랑새는 없었습니다.

두 꼬마는 매우 지쳤답니다.
조금만 더 기다리면 파랑새가 있는 나라에 도착할 수 있다고 생각했지만
여러 번 실패하고 나니 너무나 피곤해서 포기하고픈 마음이 가득했어요.
그러다 잠이 들고 말았답니다.
다음날 아침 두 꼬마는 함께 잠에서 깨어났어요.
둘은 어느새 집으로 돌아와 침대에 누워 있었죠.
그런데 어디선가 맑게 지저귀는 새소리가 들렸어요.
두 꼬마는 벌떡 일어나 새장으로 다가갔습니다.
아, 이럴 수가!
그토록 찾아 헤매던 파랑새가 새장 속에 들어 있지 않겠어요.
두 꼬마는 동시에 소리쳤습니다.
"아, 희망의 파랑새는 늘 여기에서 우리를 기다리고 있었구나!
우리는 그것도 모르고 아주 힘든 여행을 다녀왔어."

그때 옆집 할머니가 다시 찾아오셨어요.
아픈 손녀딸에게 파랑새를 보여주고 싶다고 하시면서요.
파랑새가 담긴 새장을 보고 기뻐하는 할머니의 모습 앞에서

두 꼬마는 매우 흐뭇했답니다.
다음날 할머니는 건강해진 손녀딸을 데리고
두 꼬마의 집을 방문했습니다.
손녀딸은 행복한 표정으로
파랑새가 든 새장을 꼭 안고 있었지요.

— 모리스 마테를링크의 『파랑새』

아기와 태담 나누기

아가야, 두 꼬마가 그토록 찾아 헤매던 파랑새를 찾은 것처럼
엄마 아빠도 그토록 기다려왔던 너를 곧 품 안에 꼭 안을 수 있다는 것을 믿고 있단다.
그 가슴 벅찬 순간을 차분하게 기다리고 있어.

임신 **36** 주

따뜻한 빛으로
세상을 가득 채우세요

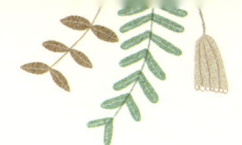

출산이 얼마 남지 않은 시기에 당신이 해야 하는 생각은
단 한 가지입니다. 늘 긍정적인 생각! 이 세상이 희망이라는
빛으로 가득 채워졌다고 생각할 때 그 얼마나 행복하고 뿌듯한가요.
당신의 아이도 분명 그 희망찬 기운을 느낄 겁니다.

임신 36주차 가족에게 보내는 김성수 박사의 메시지

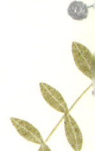

아이는요 시기의 태아의 크기는 32cm이며 피하지방이 제대로 자리 잡아서 얼굴 피부의 주름이 없어지고 매끈해진답니다. 전체적으로 피부는 부드럽고 연해집니다. 폐는 거의 성숙했지만 경우에 따라 폐가 덜 성숙되어 있다면 혼자 힘으로 호흡하기에 아직 역부족입니다. 그래서 태아가 이 시기에 태어나게 되면 인공호흡기에 의존하기도 합니다.

엄마는요 태아가 골반으로 내려오면 오히려 호흡하기가 편해집니다. 태아가 커지고 양수는 줄어들기 때문에 태동도 줄어듭니다. 마지막 달에는 매주 정기검진을 받으며 분만 방법을 결정합니다. 자연분만이 가장 좋지만 엄마나 태아의 건강에 문제가 있을 때는 제왕절개를 할 수도 있습니다. 끝까지 용기를 잃지 말고 잘해낼 수 있다는 긍정적인 생각을 가지고 준비하세요.

아빠는요 아내는 병원에 입원하기 전에 모든 집안일을 끝내거나 정리해두기 위해서 무리하게 움직일 수 있습니다. 곁에서 아내가 절대 힘든 일을 하지 못하도록 말리세요. 이 시기는 산모에게나 태아에게나 굉장히 중요하고 위험한 시기입니다. 몸이 무거워서 서 있기도 벅찬 아내를 위해 발이 편한 신발을 권해주고, 경사진 곳이나 높은 곳에는 가지 못하도록 주의시키세요.

아기와 태담 나누기

아가야, 엄마는 가끔 말이야.
세상이 아무리 살기 힘들고 척박한 곳이라 하더라도
세상 어느 한 귀퉁이에는 누구나 행복과 사랑을 얻을 수 있는,
그런 희망의 틈이 있다는 것을 믿는단다.
엄마가 오늘 해줄 이야기도 바로 그런 거야.

아름다운 서커스

제가 10대였을 때의 일이랍니다.
어느 날 저는 아버지와 함께 서커스를 구경하기 위해
매표소 앞에 줄을 서 있었어요.
표를 산 사람들은 차례대로 서커스장 안으로 들어가고,
마침내 매표소와 우리 사이에는 한 가족만이 남았답니다.

그 가족은 아이들이 여덟 명이나 되는 대가족이었으며

부자처럼 보이지 않았어요.

아이들이 입고 있는 옷은 값비싸 보이지는 않지만

방금 빤 듯이 깨끗했고,

아이들도 굉장히 예의 바르고 얌전해 보였어요.

아이들은 둘씩 짝을 지어 부모 뒤에 손을 잡고 서 있었답니다.

아이들은 그날 밤 구경하게 될 어릿광대와 코끼리,

그리고 온갖 곡예들에 대해 흥분한 목소리로 이야기를 나누었습니다.

아마도 그전에는 한 번도 서커스를 구경한 적이 없었나 봐요.

그날 밤은 그 아이들이 결코 잊지 못할 멋진 날이 될 것만 같았답니다.

아이들의 아버지와 어머니는 흐뭇한 얼굴로 맨 앞줄에 서 있었습니다.

아내는 남편의 손을 잡고 자랑스럽게 남편을 쳐다보았어요.

아내의 표정은 이렇게 말하는 듯했습니다.

'당신은 정말 멋진 가장이에요.'

남편도 미소를 보내며 아내를 바라보았어요.

남편의 눈빛도 이렇게 말하고 있었지요.

'당신 역시 아이들의 훌륭한 엄마예요.'

이때 매표소의 여직원이 남자에게 몇 장의 표를 원하느냐고 물었습니다.

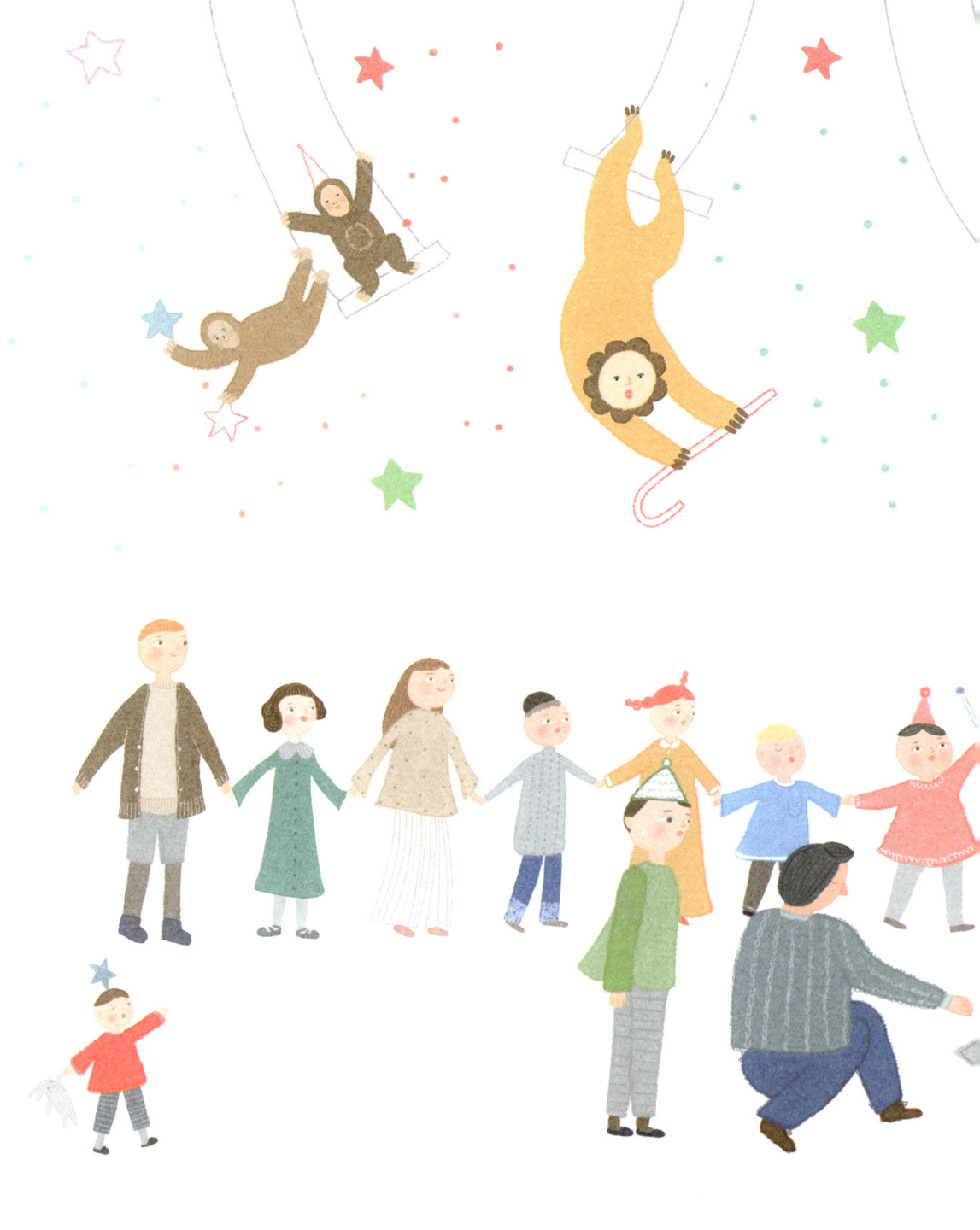

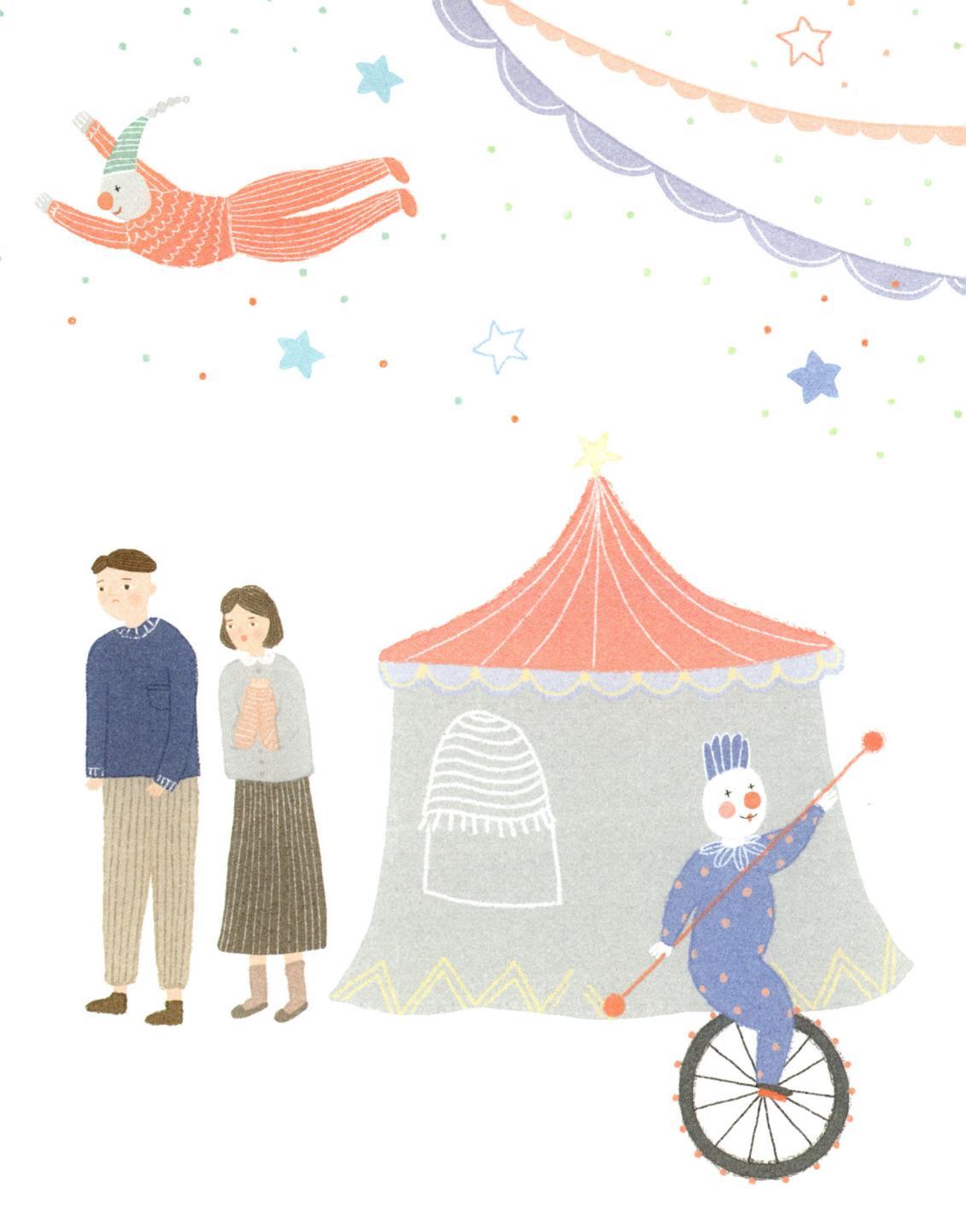

남자는 목소리에 힘을 주며 말했어요.
"우리 가족이 모두 서커스 구경을 할 수 있도록
어린이 표 여덟 장과 어른 표 두 장을 주세요."

여직원이 입장료를 말했습니다.
그런데 그 순간 아이들의 어머니는 잡고 있던 남편의 손을 놓고
고개를 떨어뜨렸어요.
남자의 입술도 가늘게 떨렸습니다.
남자는 매표소 창구에 몸을 숙이고 다시 물었습니다.
"방금 얼마라고 했소?" 매표소 여직원이 다시 금액을 말했습니다.
아마 남자는 그만큼의 돈을 갖고 있지 않았나 봅니다.
그러나 이제 와서 어떻게 아이들에게 그 사실을 말할 수 있을까요.

그런데 이때, 그 상황을 처음부터 끝까지 지켜보고 있던 나의 아버지가
말없이 주머니에 손을 넣더니 20달러짜리 지폐를 바닥에 떨어뜨렸습니다.
그런 다음 아버지는 지폐를 다시 주워 들더니
앞에 서 있는 남자의 어깨를 두드리며 말했습니다.
"저기, 방금 당신의 호주머니에서 돈이 떨어졌어요."

남자는 무슨 영문인지 금방 알아차렸습니다.

그는 남의 동정을 바라지는 않았지만
그 절망적인 순간에 아버지가 내민 도움의 손길에 감동하고 말았답니다.
남자는 물기 어린 눈으로 아버지를 바라보더니
아버지의 손을 감싸 잡았습니다.
그리고 20달러짜리 지폐를 받으며 떨리는 목소리로 말했답니다.
"고맙습니다. 이것은 나와 우리 가족에게 정말 큰 선물이 될 것입니다."

그 가족은 표를 사서 서커스장 안으로 들어갈 수 있었습니다.
하지만 나와 아버지는 차를 타고 집으로 돌아와야 했답니다.
사실 우리 집도 전혀 부자가 아니었기 때문이었지요.
그날 밤 우리는 비록 서커스 구경은 하지 못했지만,
정말 아름다운 서커스를 눈앞에서 직접 본 기분이었답니다.

— 잭 캔필드의 『마음을 열어주는 101가지 이야기』 중에서

아기와 태담 나누기

아가야, 세상은 이처럼 서로 도와가며 사는 곳이란다.
비록 자신도 넉넉한 형편이 아니지만 자신보다 더 어려운 사람을 도우려는
그 아름다운 마음이 바로 이 세상을 따뜻한 빛으로 환하게 채워주고 있는 거야.

김성수 박사의 임신 · 출산 시크릿 가이드

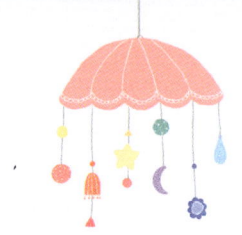

출산 막바지 준비, 스타트!

아기가 태어날 무렵이 되면 엄마 아빠는 몸도 마음도 분주해집니다. 아기 방도 새로 꾸미고 아기용품도 하나둘 사 모으지요. 가제 손수건이나 배냇저고리, 속옷이 혹시라도 부족할까 걱정하며 여러 개를 들여놓기도 합니다. 출산 예정일을 한 달 가량 앞둔 지금, 슬슬 아기 맞을 준비를 해볼까요?

출산 D-30일, 체크 캘린더를 만들어보세요

앞으로 한 달 후면 당신은 엄마가 됩니다. 출산 막바지에 다다르면 하루가 다르게 몸에 변화가 올 것입니다. 출산에 대한 두려움도 달랠 겸 미리 챙겨야 할 일들과 준비할 것들은 무엇인지 달력에 잘 적어봅시다. 체크를 해가며 준비하다 보면 아기를 만나는 날이 금세 다가올 것입니다.

출산 한 달 전부터는 정기검진이 매우 중요합니다

임신 10개월째에 접어들면 1주일에 한 번씩 정기검진을 받습니다. 출산 예정일이 다가올수록 태아는 하루가 다르게 성장하고 여러 가지 분만 트러블이 발생할 수 있기 때문입니다. 임신 상태가 순조로운 경우라도 출산 전까지는 정기적으로 검진을 받는 것이 바람직합니다.

분만 방법을 선택해야 합니다.

임신 마지막 달이 되면 본격적으로 분만 방법을 선택해야 합니다. 임신 상태가 순조롭고 태아와 임신부의 건강에 큰 문제가 없다면 자연분만을 할 수 있지만 이 또한 출산 당일의 상황에 따라 달라질 수 있으므로 미리 마음의 준비를 해두는 것이 좋습니다. 제왕절개를 선택할 경우 출산 예정일보다 1~2주 전에 하게 되므로, 의사와 미리 상의한 후 분만 날짜와 시간을 정하도록 하세요.

산후조리 장소를 정하세요

출산 뒤 산후조리를 어디에서 누구의 도움을 받아 할 것인지 구체적으로 결정해놓아야 합니다. 산후조리는 대개 6주일 정도 하게 되는데, 이 기간 동안 몸과 마음을 편안히 쉬고 육아에 도움도 받을 수 있는 곳을 선택하는 것이 중요합니다.

출산 후 병원에서 필요한 물건을 챙겨두세요

산모가 갈아입을 속옷, 내의, 양말이 필요하고 아기 옷과 속싸개 등이 필요합니다. 출산 후에는 당분간 양치를 하지 않는 것이 좋으므로 가글을 따로 준비하는 것도 좋습니다. 마지막 검진 시에 담당 간호사에게 필요한 물품을 물어보고 체크해보세요.

아기용품을 준비해두세요

아기용품을 정리하며 빠진 것이 없는지 체크해보세요. 아기 피부에 직접 닿는 속옷의 경우 소재나 바느질 상태를 꼼꼼히 보세요. 소재는 흡습성과 보온성이 뛰어난 면 100% 제품이 적당하며, 솔기가 아기 피부에 직접 닿지 않도록 밖으로 나 있는 것을 선택해서 미리 세탁해둡니다.

육아 공부를 시작하세요

태어날 아기를 생각하며 앞으로 어떻게 키울지 미리 공부하다 보면 심리적 부담감도 훨씬 줄어들 것입니다. 첫아이의 경우 육아 경험이 전혀 없기 때문에, 아기가 태어나면 여러 가지로 당황스러운 일이 많아집니다. 이럴 경우를 대비해 미리 아기의 성장 발달에 대한 상식과 구체적인 육아 방법을 공부하세요.

임신 중 궁금증 Q&A

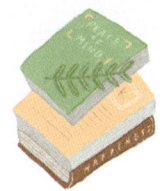

누구에게나 임신은 새로운 경험입니다. 그래서 궁금한 점도 많지요. 그간 여러 임신부를 만나면서 가장 많이 받았던 질문과 그에 대한 답을 간단히 정리하였으니, 궁금한 점이 있을 때마다 이 페이지를 펼쳐보도록 하세요.

궁금증 하나. 부부 관계는 해도 되나요?

임신 36주까지는 특별한 일이 없는 경우 부부 관계가 가능합니다. 부부 관계 중 젖이 나와도 정상적인 현상이니 너무 놀라지 마세요. 오르가슴 시 자궁이 통상적으로 뭉칠 수 있는데 이것으로 인해 진통이 오는 경우는 거의 없으므로 걱정하지 않아도 됩니다. 단, 전치태반, 조기 진통, 자궁경부무력증 등의 문제가 있을 경우 부부 관계를 피하세요.

궁금증 둘. 여행은 가도 되나요?

임신 중 여행을 특별히 금하지는 않습니다. 하지만 자동차로 여행하는 경우 두 시간에 15분 정도는 휴게소에서 쉬는 것이 바람직합니다. 반드시 안전벨트를 착용해야 하는데, 아래쪽 벨트는 골반 아래쪽까지 내리고 위쪽 벨트는 유방 사이로 지나가게 해주세요. 비행기 여행 시에는 두 시간에 한 번은 일어나 움직여주고, 36주 이후에는 언제든지 진통이 올 수 있으므로 가급적 비행기 탑승을 삼가는 편이 바람직합니다.

궁금증 셋. 철분제는 모든 산모가 복용해야 하나요?

물론입니다. 임신한 모든 예비 엄마는 반드시 철분제를 먹어야 합니다. 임신 중에 혈액량이 증가하여 철분의 수요가 늘기 때문이지요. 철분제는 가능하면 다른 영양제와 같이 드시지 마세요. 칼슘이나 마그네슘은 철분의 흡수를 방해하기 때문입니다. 그리고 철분도 다른 영양소의 흡수를 방해하지요. 철분제는 되도록 공복에 복용하고, 비타민 C나 오렌지 주스 등과 함께 복용하면 흡수가 더 잘된답니다. 철분제 복용 시 변이 시커멓게 변해도 놀라지 마세요. 또 철분제로 인해 변비 같은 위장관 부작용이 있을 수 있으니 유의하세요. 철분제는 임신 16주부터는 누구나 복용해야 합니다.

궁금증 넷. 컴퓨터나 스마트폰을 사용해도 되나요? 전자파가 걱정돼요

가능하면 LCD 모니터를 사용하고, 화면에서 멀리 떨어져 있는 것이 좋습니다. 보지 않을 때는 화면을 끄고 휴식을 취하세요. 전자파는 텔레비전 등 화면이 클수록 많이 나오기 때문에 텔레비전은 1m 정도 떨어진 곳에서 시청하세요. 전기담요는 가능한 사용하지 않는 것이 좋으며, 만일 어쩔 수 없이 사용해야 할 경우라면 전자파 차단 제품인지 확인하세요. 스마트폰 사용도 줄이고, 레이저 프린터와 복사기 뒤쪽은 전자파가 많이 나오니 주의하세요. 전자레인지 사용도 줄이고, 작동 시 앞에 서 있지 마세요.

궁금증 다섯. 임신 중 피부 관리는 어떻게 해야 하나요? 화장이나 파마, 염색을 해도 되나요?

임신 중에는 기미가 더 잘 생기므로 외출 시 자외선 차단제를 사용하거나 모자를 쓰는 것이 좋답니다. 임신 중 화장품은 대부분 문제가 되지 않지만 레티놀이 들어간 주름개선제나 기능성 화장품은 가능한 피하세요. 파마는 크게 문제가 되지 않는다고 하지만 가능하면 임신 5개월 이후에 하세요. 염색은 재생불량성 빈혈을 일으킨다는 보고도 있으므로 가능하면 피하는 것이 좋답니다.

궁금증 여섯. 임신 중 치아 관리는 어떻게 하지요?

충치가 있거나 충치가 심한 경우에는 치료를 받아야 합니다. 임신 중에 사용해도 안전한 마취약과 소염제, 항생제 등이 있으니 통증이 심한 경우에는 무조건 참지 말고 치료를 받으세요.

궁금증 일곱. **임신 중에 사우나를 해도 되나요?**

　가벼운 샤워나 탕 속에 잠깐 들어가는 목욕은 혈액 순환에 도움이 되고 좋습니다. 하지만 너무 오래 목욕하거나 고온의 사우나에 들어가는 것은 체온을 상승시켜 태아의 뇌에 좋지 않은 영향을 줄 수 있습니다. 임신 중인 여성이 일주일 이상 열병을 앓은 경우에 태아에게 뇌 손상이 생긴 사례도 있으니 주의하세요.

궁금증 여덟. **임신 중 치질이 심해지고 요실금이 생길 수 있나요?**

　임신 중 치질은 악화되며 분만 직후에 가장 심해진답니다. 가급적 화장실에 오래 있지 말고 평소 변비가 생기지 않게 주의하세요. 좌욕을 하는 것도 많은 도움이 됩니다. 치질이 심한 경우에는 임신 중에도 약을 사용할 수 있고, 아주 드문 경우 수술을 하기도 합니다. 하지만 보통 분만 후 약 한 달 정도가 지나면 상태가 좋아지니 걱정하지 마세요. 요실금도 임신부의 약 5%가 경험하는 일입니다. 하지만 대부분 분만 후 호전되니 너무 걱정하지 마세요.

궁금증 아홉. **살이 너무 찌는 것 같아 걱정이에요. 어떻게 관리하는 것이 좋을까요?**

　임신 중 체중 관리는 건강한 아기의 분만을 위해 굉장히 중요하답니다. 엄마의 체중이 너무 늘면 임신중독, 임신성 당뇨 및 제왕절개 수술의 확률이 높아집니다. 임신 중 평균적인 체중 증가는 약 12kg 정도인데, 임신 5개월까지는 약 2~3kg만 늘도록 하고, 본격적인 체중 증가는 6개월 이후에 주로 이루어진다는 것을 알아두세요.

임신 중 이상적인 체중 증가는 BMI(Body Mass Index)를 이용하는 것이랍니다. 이것은 자신의 체중(kg)을 키(m)의 제곱으로 나눈 것입니다. 모두 한번 계산해보세요.

$$BMI = 체중(kg)/신장(m) \times 신장(m)$$

예) 키 163cm에 몸무게 56kg의 산모의 경우 키를 미터 단위로 고친 뒤 계산하면

$$BMI = 56(kg)/1.63(m) \times 1.63(m) = 21.05(BMI)$$

BMI(kg/m²)	분류	임신 중 체중 증가(kg)
19.8 이하	저체중	12.7~18.2
19.8~26	적당 체중	11.4~15.9
26.1~29	과체중	6.8~11.4
29 이상	비만	6.8

CHAPTER 04

두근두근! 아기와 만날
준비를 하며 읽는 동화

임신 37주부터 40주
뇌 태교 피니시라인

드디어 아기를 만날 시간이 다가왔습니다. 아기 맞을 준비를 하느라 엄마 아빠는 한층 분주해졌어요. 자궁이 늘어나면서 다른 장기를 압박해서 엄마는 지속적인 통증을 호소하기도 합니다. 출산에 대한 불안감 때문에 더 우울해지기도 하지요. 이럴 때는 가벼운 운동으로 우울감을 날려버리세요. 엄마가 기운을 낼 수 있도록 곁에서 아빠가 든든하게 지켜주는 자세도 필요합니다.
초산일 경우, 임신 후기에 들어서면 아기 맞을 준비를 하느라 태교는 뒷전으로 미루곤 합니다. 하지만 이 시기에도 아기의 뇌는 계속 성장하고 있습니다. 그러니 아기가 태어나기 전까지는 태담을 빼놓지 마세요. 아기도 세상에 나오기 위한 용기가 필요합니다. 엄마와 아빠의 목소리로 아기에게 용기를 불어넣어 주는 건 어떨까요? 빨리 나오라거나 늦게 나오라는 등, 보채는 말 대신 언제든 네가 준비되었을 때 건강한 모습으로 만나자고 해주세요. 아기도 안심하고 탄생을 준비할 거예요.
마지막까지 발달하는 감각인 시각은 태어나서 일정 기간까지도 전반적인 발전을 거듭합니다. 아기의 시각이 잘 발달할 수 있도록 아름다운 풍경이나 그림을 자주 접하세요. 이 책의 아름다운 삽화를 다시 한 번 훑어보는 것도 좋습니다.

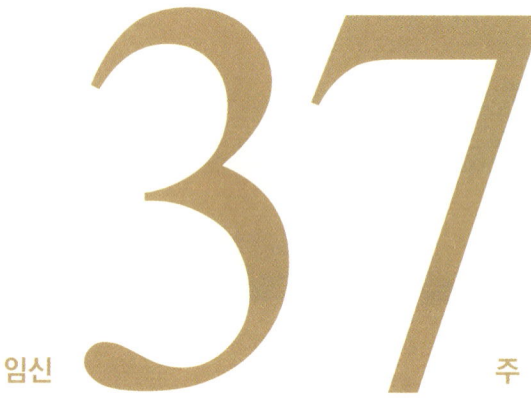

임신 **37** 주

으샤으샤 우리 함께
체조하자

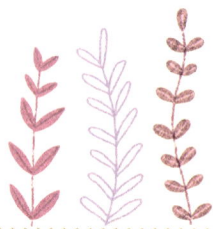

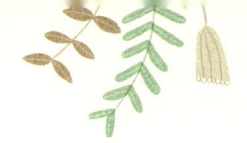

출산 전과 출산 후의 몸 상태는 결코 같을 수 없습니다.
하지만 몸이 달라졌다고 해서 몸 관리를 게을리할 수는 없겠지요.
지금 당신의 건강이 앞으로의 행복을 좌우할 테니까요.
매일 화분에 물을 주듯이 영양가 있는 음식을 꾸준히 섭취하고
가벼운 숨을 쉬듯이 몸을 자주 움직여 좋은 컨디션을 유지하세요.

임신 37주차 가족에게 보내는 김성수 박사의 메시지

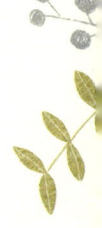

아기는요 태아의 움직임이 약간 감소합니다. 태어날 준비를 거의 다 마쳤지만 꾸준히 성장하며 체중도 증가합니다. 태아는 태반을 통해 엄마에게서 질병을 이겨낼 수 있는 항체를 받아 면역력도 생겼습니다. 그래서 태어난 후에도 일정 기간 동안에는 감기, 볼거리, 풍진 등에 걸리지 않는답니다. 아기가 태어난 후에 모유를 먹이는 것도 아기의 면역력을 키우는 데 큰 도움이 됩니다.

엄마는요 이제 만삭입니다. 이때부터는 언제든 진통이 올 수 있습니다. 규칙적인 진통이 오거나 양수가 터지면 병원으로 가야 합니다. 아랫배가 불규칙하게 당기거나 통증이 느껴지는 것은 몸이 출산을 위한 준비를 하고 있는 것입니다. 출산이 가까워오면 분비물이 많아질 수 있으니 속옷을 자주 갈아입거나 샤워를 하는 등 청결을 유지하세요.

아빠는요 갑자기 진통이 올 수 있으니 언제 무슨 일이 일어나더라도 대처할 수 있도록 비상연락망을 준비해두세요. 집을 비우게 될 때 아내를 혼자 두지 말고 친정 엄마나 가족, 친구들이 항상 곁에서 지켜볼 수 있도록 하는 것이 좋습니다. 그래야 만약의 상황에도 당황하지 않고 순조롭게 출산할 수 있어요.

아기와 태담 나누기

아가야, 예쁜 우리 아가야. 엄마 목소리가 들리니?
엄마는 요즘 매일같이 아빠랑 집에서 가벼운 체조를 한단다.
몸이 뻐근하거나 답답한 생각이 들 때 가벼운 스트레칭을 하면
한결 몸이 가뿐해지곤 하지.
자, 오늘은 엄마랑 같이 가볍게 운동을 해볼까?

엄마 오리와 아기 오리의 체조 시간

오늘은 엄마 오리와 아기 오리가 함께 체조하는 날이랍니다.
아기 오리의 동생을 가진 엄마 오리가 점점 몸이 무거워지는 바람에
아빠 오리는 체중 조절이 필요한 엄마 오리에게 가벼운 체조를 권했답니다.
아빠 오리는 체조를 시작하기 전에 늘 엄마 오리가 잊지 않도록 일러둡니다.

하나, 꽥꽥, 준비 운동을 할 때는 서서히 몸을 움직인다는 기분으로 해야 해.
운동은 일주일에 3회 정도 꾸준히 하는 것이 중요하고,

미끄럽지 않은 곳에서 천천히 시작하자.
갑자기 무릎을 심하게 쓰는 관절 운동은 피하는 것이 좋아.
통통한 엄마 오리도, 작은 아기 오리도 다치는 일이 없도록 말이지.

두울, 일단은 아침을 든든하게 먹고,
아침이 잘 소화되고 난 두 시간 후부터 한 시간 정도 운동을 하도록 하자.
그리고 운동 중에 통증이 느껴지거나 힘이 들면 즉시 중단해야 해.
격한 운동은 하지 않느니만 못하니까.

세엣, 자, 이제 함께 천천히 호흡해보자.
부드러운 풀 위에서 편안하게 무릎을 꿇거나 앉은 자세로
양손을 배 위에 얹고 등을 바로 펴봐.
천천히 숨을 들이마시면서 배가 나오는 것을 느끼고,
다시 천천히 내뱉으면서 배가 들어가는 것을 느껴보자.

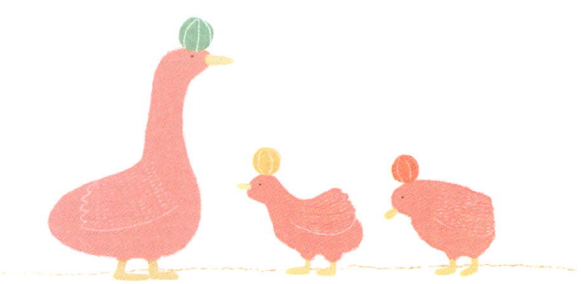

자, 당신은 배 속 아기도 함께 숨 쉰다는 느낌으로 천천히 호흡하면 돼.
다섯 번에서 열 번 정도 반복하고 이완하자.

네엣, 꽥꽥, 이제 천천히 고개를 돌려보자.
편안하게 앉은 채 등을 곧게 펴고,
눈을 감은 다음 턱이 가슴에 닿도록 앞으로 숙이자.
천천히 턱을 오른쪽 어깨와 일직선이 될 때까지 돌리고,
다시 앞으로 숙이면서 천천히 돌려 왼쪽 어깨와 일직선이 되도록 하면 돼.
편안한 마음을 가지고 미소를 지으며 천천히 고개를 돌려봐.
돌리면서 코로 숨을 들이마셨다가
오른쪽 어깨와 턱이 일직선이 되면 호흡을 내쉬고,
왼쪽으로 돌리면서 왼쪽 어깨와 턱이 일직선이 되면,
다시 호흡을 '후~' 하고 내뱉으면 돼.
이 동작은 세 번 이상 하는 것이 좋아.

다섯, 자, 이젠 굳은 어깨를 풀어보자.
양반다리로 앉은 자세에서 목 뒤로 두 손을 깍지 끼며
호흡을 깊이 들이마시고, 숨을 길게 내쉬면서
손바닥이 하늘로 향하도록 하여 팔을 끝까지 펴서 밀어주자.

여섯, 이제 마지막으로 시원하게 기지개를 켜보자.
자리에 반듯하게 누운 다음, 두 손을 깍지를 껴
손바닥이 밖으로 보이도록 하여 머리 위에서 밀어주면 돼.
숨을 내쉬면서 발끝을 쭉 펴고,
숨을 들이마시면서 발끝을 앞으로 당겨 다리의 긴장을 풀어보자.

자, 이제 엄마 오리와 아기 오리는 체조를 모두 마쳤습니다.
아빠 오리는 흐뭇한 미소를 지으며 박수를 쳤습니다.
엄마 오리도, 아기 오리도 이마에 땀이 송골송골 맺혀 있었거든요.
오리 가족은 손에 손을 잡고 사이좋게 집으로 돌아갔습니다.
내일은 또 어떤 체조를 할지 가슴 설레면서 말이죠.

**아기와
태담
나누기**

엄마는 가벼운 체조를 하니 몸이 한결 가뿐해지는데 너도 느껴지니?
이렇게 가벼운 스트레칭을 자주 해주면 엄마가 너를 낳을 때 훨씬 수월하다고 해.
그래서 남은 시간 동안 엄마는 꾸준히 운동을 할 생각이란다.
엄마가 꾸준히 운동을 하면 우리 아기도 분명 더 튼튼해지겠지?

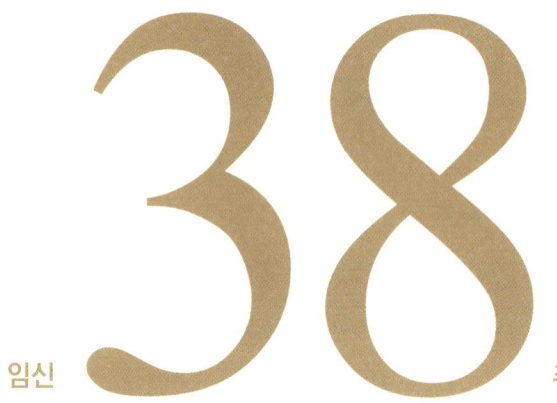

임신 38 주

진실한 믿음이
아름다운 만남을 예감합니다

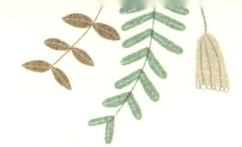

출산에 대한 두려움의 한 자락, 한 자락을
아기를 곧 만나게 된다는 기대와 기쁨으로 바꾸어보세요.
당신의 두려움이 희망과 행복으로 바뀌는 순간,
아기와 가족을 향한 넘치는 사랑을 발견하게 될 것입니다.
당신 자신을 오롯이 믿으세요.

임신 38주차 가족에게 보내는 김성수 박사의 메시지

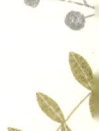

아기는요 우리 예쁜 아기의 발톱이 완전히 자랐답니다. 이 시기에는 신체 각 부분의 뼈가 골고루 발달해서 태어나면 바로 손발을 움직일 수 있습니다. 아기는 출생을 위해 엄마의 골반 안쪽으로 머리를 향하고 있습니다. 엄마의 골반 뼈는 아기를 에워싸서 잘 보호해주고 있지요. 이제 태아의 무게는 3,000g 정도입니다.

엄마는요 이슬이 비치면 출산이 가까웠다는 신호입니다. 이슬이 비친 후 1~2일에서 1주 내에 본격적인 진통이 온다는 사실을 알아두세요. 엄마는 출산을 알리는 자궁 수축이 시작되기 전에 진통과 비슷한 가진통을 경험하게 되니 강한 진통이 오더라도 너무 놀라지 말고 침착하게 행동하세요.

아빠는요 임신 마지막 달은 아내가 심리적, 육체적으로 매우 힘든 시간입니다. 하지만 분만이 가까워졌다고 해서 태교를 소홀히 할 수는 없습니다. 임신 마지막 달에는 남편이 아내와 함께 호흡법을 연습하면서 아내의 불안한 마음을 진정시키는 것이 좋습니다. 또한 배 속의 아기에게 아빠의 다정한 목소리로 많은 이야기를 들려주세요.

아기와 태담 나누기

아가야, 요즘 엄마는 우리 아기를 만날 생각에 기쁘기도 하지만
약간은 불안하고 두렵기도 하단다.
하지만 엄마 자신과 우리 아기,
사랑하는 네 아빠를 믿는 마음으로 두려움과 불안함을 이겨내고 있어.
아가야, 엄마는 이제 더 이상 불안해하지 않을게.
네가 태어나면 엄마는 네 작은 손을 꼭 붙들고
엄마의 믿음이 틀림없었다는 걸 확인할 거야.

사랑하라, 두려움 없이

당신도 알 것입니다. 모든 것은 믿음에 달려 있습니다.
신은 더 이상 그곳, 당신의 외부에 있지 않습니다.
생명이라는 힘이 당신이 내부에 있다는 것을 알 때,
당신은 자신의 신성함을 받아들일 수 있습니다.

당신의 몸은 사원입니다.
신이 거주하는 살아 있는 사원입니다.

신은 생명으로서 당신 안에 살아 있습니다.
당신이 살아 있다는 것,
그것이 바로 신이 당신의 내부에도 살아 있다는 증거랍니다.

당신을 행복하게 만드는 것은
당신에게서 우러나오는 사랑입니다.
타인에 대한 당신의 사랑은 당신의 절반입니다.
다른 절반은 나무가 될 수도 있고,
강아지가 될 수도 있고,
구름이 될 수도 있답니다.

당신은 언제든 마음대로 사랑할 수 있습니다.
당신의 선택이 어떤 관계를 맺는 것이라면,
당신의 파트너도 똑같은 게임을 할 것입니다.
이 얼마나 멋진 선물입니까!

당신은 이미 두려움과 자기부정을 극복했습니다.
이제는 자기애로 돌아갈 것입니다.
당신은 자기애를 통해 당신의 꿈을
두려움에서 사랑으로 바꿀 만큼 강해질 수 있습니다.

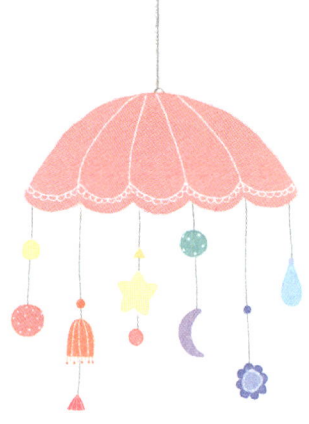

당신의 삶은 당신의 영혼이 얼마나 아름다운지를 표현해줍니다.
삶은 꿈에 지나지 않으며, 사랑으로 당신의 삶을 창조할 때
당신의 꿈은 근사한 예술 작품이 됩니다.

— 돈 미겔 루이스의 『사랑하라, 두려움 없이』 중에서

용기와 두려움

용기는 우리가 두려움을 느낄 때 생기는 것임을 명심하세요.
당신이 도전해야 할 무언가가 있다면 어느 정도는 긴장을 해야 합니다.
용기는 두려움 없이 생기지 않기 때문이랍니다.
용기는 두려움의 산물입니다.

— 월터 앤더슨의 『삶을 바꾸는 내 안의 힘』 중에서

두려움

두려움이 때때로 도움이 된다는 것을
그 자신도 익히 알고 있었습니다.
자신이 감당할 수 있는 두려움은,
현실에 안주하려는 안일한 생각을
생산적인 방향으로 흐르게 하는 촉매 역할을 한다는 사실을
잠시 잊고 있었기 때문입니다.

— 스펜서 존슨의 『누가 내 치즈를 옮겼을까?』 중에서

아기와 태담 나누기

아가야, 사랑하는 우리 아가야.
엄마는 두렵거나 불안할 때마다 우리 가족을 생각하며
두려움을 따뜻한 용기로 바꿀 거란다.
우리 아기도 엄마에게 네 작은 마음의 소리를 들려주렴.
엄마가 느끼고, 또 굳은 믿음을 지닐 수 있도록 네 작은 마음의 소리를 들려주렴.
그럼 엄마는 큰 용기를 낼 수 있을 것 같구나.

임신 39 주

하쿠나 마타타,
모든 것이 다 잘될 거야

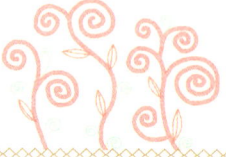

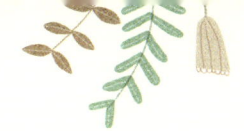

이제 당신의 아기는 세상에 태어날 날만을 기다리고 있습니다.
당신과 남편 역시 마음의 준비를 단단히 하고 있으리라 생각합니다.
엄마 아빠가 되기 위해서는 어떤 마음을 지녀야 하는지, 넘치는 사랑을
아기 앞에서 어떻게 표현해야 하는지 머릿속이 복잡할지도 모르겠네요.
하지만 괜찮습니다. 모든 것이 다 잘될 겁니다. 하쿠나 마타타!

임신 39주차 가족에게 보내는 김성수 박사의 메시지

아기는요 이제 태아는 바깥세상으로 나갈 모든 준비를 마쳤습니다. 아기의 장 속에는 암녹색의 태변이 가득 차 있는데 분만 도중에 배설하거나 출산 후에 변으로 배설하기도 합니다. 양수의 양은 태아의 건강을 예측하는 중요한 지표 중 하나 입니다. 양수의 양이 줄면 유도 분만을 하기도 한다는 사실을 유념하세요.

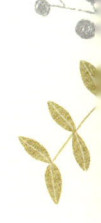

엄마는요 이제 아기와 만나게 될 때가 머지않았습니다. 마음이 불안할 때는 출산의 순서와 호흡법 등을 연습해보는 것이 좋답니다. 진통은 처음에는 20~30분 간격으로 오다가 진통 간격이 좁아지고 규칙적으로 바뀌며, 본격적인 진통은 2~3분 간격으로 30초에서 1분가량 지속됩니다.

아빠는요 곧 태어날 아기를 위한 준비를 완벽하게 끝내세요. 아기 침대나 이불, 아기용품을 수납할 수 있는 예쁜 서랍장까지 준비하며 아빠가 될 준비를 하세요. 아내가 출산 후 산후조리를 집 이외의 장소에서 할 경우에는 아내와 아기에게 필요한 물품을 미리 그곳으로 옮겨두는 편이 좋겠죠? 퇴원할 때 아내와 아기가 입을 옷도 미리 준비해두세요.

아기와 태담 나누기

엄마는 요즘 아주 큰 시험을 앞둔 것처럼 마음이 불안해.
아빠는 엄마가 불안해할 때마다 장난스럽게
"하쿠나 마타타, 하쿠나 마타타!" 하고 말하곤 하지.
이 말은 모든 것이 다 잘될 것이고,
그래서 걱정할 필요가 없다는 뜻의 스와힐리어란다.
아가야, 엄마랑 함께 '하쿠나 마타타, 하쿠나 마타타' 함께 되뇌어보자꾸나.

하쿠나 마타타

하쿠나 마타타, 하쿠나 마타타
아무 문제없다는 뜻이야.
아무 걱정할 필요 없다는 뜻이지.

머리를 복잡하게 하는 생각은 모두 비우고,
모두 깨끗하게 비우고
지금부터는 좋은 생각만,
행복한 생각만 하는 거야.

하쿠나 마타타, 하쿠나 마타타
영어로 말하면
노 프라블럼, 노 프라블럼
아무 문제없다는 뜻이야.
어떤 영화에서도 나오지.
 하쿠나 마타타, 하쿠나 마타타
모든 걱정을 지우고 원하는 것에만 매진하면
결국 이루어지지 않는 것은 없어.

하쿠나 마타타, 하쿠나 마타타
이건 아프리카 원주민들의 인생철학이야.
쨍 하고 빛나는 햇빛 아래 드넓은 초원을 질주하는
그들의 천진난만함이 떠오르지 않니?

하쿠나 마타타, 하쿠나 마타타
얼굴을 찡그리거나
우울한 표정을 짓고 있으면
오던 복도 달아난다고.
옛 어른들이 말씀하셨어.

하쿠나 마타타, 하쿠나 마타타
늘 웃는 얼굴로,
하하 호호 크게 웃어보기도 하고,
그저 흐뭇한 미소만 지어도
이렇게 마음이 즐겁고 따뜻해지는걸.

하쿠나 마타타, 하쿠나 마타타
이제 엄마 눈에는
우리 아기 엉금엉금 기어가고
성큼성큼 걸어가는 모습도 그려지는걸.
하쿠나 마타타, 하쿠나 마타타
이제 엄마는 더 이상 불안하거나 걱정스럽지 않아.
우리 아기 곧 만날 수 있는데
도대체 지금까지 무슨 걱정을 안고 있었던 걸까.

하쿠나 마타타, 하쿠나 마타타
아빠도 옆에서 함께 노래 불러.

하쿠나 마타타, 하쿠나 마타타
우리 아기 만날 날만 고대하며,

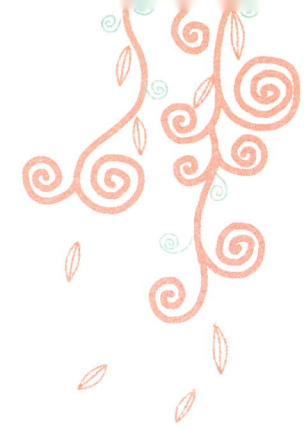

우리 아기 방긋 웃는 모습만 상상하며
하쿠나 마타타, 하쿠나 마타타
아무 걱정할 필요 없지.
노 프라블럼, 노 프라블럼
울적해할 필요 없지.
앞으로 좋은 일만 남았는걸.
앞으로 웃을 일만 남았는걸.
하쿠나 마타타, 하쿠나 마타타!

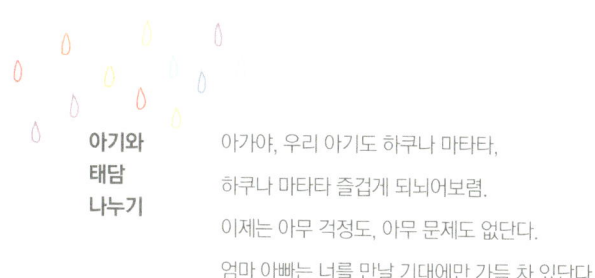

**아기와
태담
나누기**

아가야, 우리 아기도 하쿠나 마타타,
하쿠나 마타타 즐겁게 되뇌어보렴.
이제는 아무 걱정도, 아무 문제도 없단다.
엄마 아빠는 너를 만날 기대에만 가득 차 있단다.

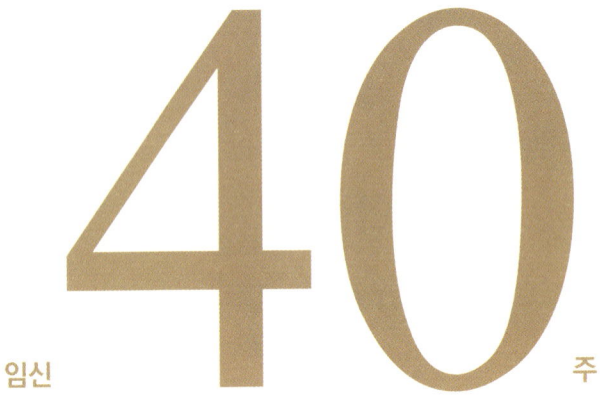

임신 **40** 주

새로운 사랑이
다시 시작됩니다

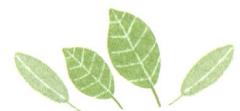

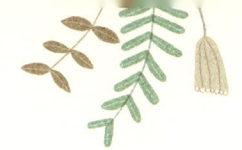

당신은 이제 위대한 어머니가 되었습니다.
축하의 말은 해도 해도 부족하게 느껴집니다. 그토록 기다렸던
당신의 아기를 품에 안고, 벅찬 사랑의 기쁨을 마음껏 표현하세요.
40주 동안 당신과 남편이 아기에게 바친 사랑의 양은
말로 표현할 수 없을 정도입니다. 당신이 잉태했던 생명을 확인한 당신은
이제 한 가족의 새로운 사랑을 다시 예감할 것입니다.

임신 40주차 가족에게 보내는 김성수 박사의 메시지

아기는요 태아는 드디어 완전히 성장해서 세상 밖으로 나올 순간을 손꼽아 기다립니다. 크기는 36cm, 무게는 3,400g~3,500g 정도 된답니다. 가슴 부분이 약간 튀어나오고, 손톱이 손끝보다 더 자라기 시작합니다. 출산은 엄마 한 사람의 노력으로 이루어지는 것이 아니랍니다. 우리 아기도 분만이 시작되는 그 순간부터 엄청난 노력을 통해 세상 밖으로 머리를 내밀게 된다는 것을 기억하세요.

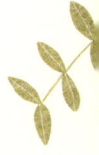

엄마는요 대부분 40주까지는 진통이 옵니다. 또 분만 예정일보다 1주 정도 지날 때까지는 진통을 기다려볼 수 있습니다. 하지만 너무 늦다고 생각되면 바로 병원을 찾으세요. 출산하셨습니까? 진심으로 축하드립니다. 이제 당신은 위대한 어머니가 되었습니다.

아빠는요 드디어 기다리던 순간이 다가왔습니다. 두려워하는 아내를 격려해주고 아빠가 될 가슴 벅찬 순간을 기다리세요. 만약 아내가 초산일 경우에는 진통 시간이 길기 때문에 일찍 입원하는 편이 좋습니다. 입원 전에는 음식을 너무 많이 먹으면 안 됩니다. 가능하면 아내가 가볍게 식사를 하도록 따뜻한 수프나 국물 등을 준비해주세요.

**아기와
태담
나누기**

엄마는 상상한단다.
곧 너를 안고 아름다운 네 두 눈동자와
엄마의 눈동자가 마주치는 그 순간을,
네 귀여운 두 볼과 앙증맞은 입술에 입 맞추는 그 순간을.
그리고 예감한단다.
우리의 사랑이 다시 새롭게 시작될 거라는 것을.

첫 눈 맞춤 🔊

그것은 영혼의 세포에 불을 붙이는 최초의 불꽃입니다.
한 인간의 가슴에 처음으로 울려 퍼지는 환상적인 거문고 소리이며,
이미 흘러가버린 시간의 의미를 일깨우고,
밤의 신비를 벗겨주는 순간입니다.
깨달음과 삶의 황홀경 사이의 찰나 같은 순간입니다.
그것은 현실 세계에서 영혼의 기적이 이뤄지는 것과 같고,
미래 세계에서 이뤄질 불멸의 비밀과도 같습니다.

그것은 사랑이 물을 뿌려주고,
영혼이 실팍한 열매로 자라날 수 있게 해주는
씨앗입니다.
마음의 텃밭에 심을 수 있도록
사랑의 여신이 천상에서 뿌려주는 씨앗입니다.
사랑하는 사람과의 첫 눈 맞춤은 대홍수가
휩쓸고 간 자리에 태초에 하늘과 땅을 창조한
생명력과도 닮았습니다.
사랑하는 사람과의 첫 눈 맞춤은 "존재하라!"라고
외친 신의 첫마디 말씀과도 같습니다.

첫 키스 🔊

그것은 천국의 강에서 신들이 사랑을 채워준
잔에 입을 대고 한 모금 마시는 것입니다.
가슴을 짓누르는 의심과 확신 사이의 경계를
허무는 일입니다.
그것은 찬송가의 전주곡이고,
새로운 인간이 써 내려가는 소설의 제1장 제1편입니다.

과거의 기적과 미래의 축복, 침묵과 칭송을 함께 엮어주는 매듭입니다.
그것은 부드러운 손길로 장미의 꽃잎을
포근하게 스쳐 지나가는 미풍과도 같습니다.
사랑하는 사람을 현실 세계 밖으로 인도해 환상과 꿈의 세계로 데려가는
불가사의한 혼돈의 시초입니다.
첫 눈 맞춤이 사랑의 여신이 마음의 텃밭에 씨를 심어놓은 것과 같다면
첫 키스는 인생이라는 나무의 첫 가지에 처음으로 돋아난
꽃봉오리와도 같습니다.

— 칼릴 지브란의 『예언자』 중에서

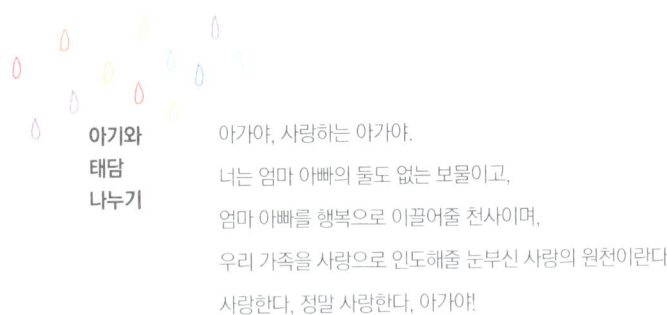

**아기와
태담
나누기**

아가야, 사랑하는 아가야.
너는 엄마 아빠의 둘도 없는 보물이고,
엄마 아빠를 행복으로 이끌어줄 천사이며,
우리 가족을 사랑으로 인도해줄 눈부신 사랑의 원천이란다.
사랑한다, 정말 사랑한다, 아가야!

김성수 박사의 임신 · 출산 시크릿 가이드

임신 기간 중에 필요한 검사와 예방접종

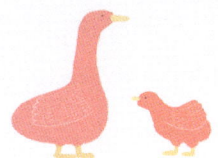

임신 기간 중에는 반드시 해야 할 것과 반드시 피해야 할 것이 명확하게 존재하지요. 산전검사와 예방접종이 바로 그것입니다. 임신 주기별로 필요한 검사와 임신 중 가능한 예방접종, 그리고 피해야 할 접종에 대해 알아봅시다.

임신 주기에 따라 필요한 검사

임신 기간 동안 각 시기별로 다양한 검사를 하게 됩니다. 물론 개인에 따라 꼭 필요하지 않은 검사도 있습니다. 담당 의사와 상의해서 자신에게 필요한 검사를 받도록 하세요.

첫 내원 시
- 혈액형 검사: 혈액형과 Rh인자를 검사합니다. 일반 혈액 검사인 빈혈과

혈소판 감소증 등을 검사하여 임신 합병증을 예방할 수 있습니다. 빈혈 수치, 혈소판 수치를 꼭 기억하세요.

- 갑상선 기능 검사: 임신 시 갑상선 기능 저하증은 주로 태아의 뇌 발달 장애를 일으키고, 갑상선 기능 항진증은 발육 지연을 일으키니 반드시 정상 기능으로 조절해야 합니다.
- 당뇨 검사: 임신 전에 당뇨가 있었다면, 초기의 혈당 조절이 태아의 발달에 매우 중요한 역할을 하므로 반드시 혈당 검사를 하여 이상 여부를 확인해야 합니다. 그리고 만약 당뇨가 있다면 혈당 조절을 해야 합니다.
- 매독 혈청 검사: 매독은 태아 사망이나 선천성 매독을 초래합니다.
- 간염 검사 및 간 기능 검사: 임신부의 간염균 보균 상태 파악은 신생아 감염 관리는 물론 산모의 건강을 위한 기본 검사입니다. 이때 간 기능 검사도 함께 하는 것이 좋습니다.
- 풍진 항체 검사: 풍진이 태아에게 감염되면 백내장, 선천성 심장병 등 여러 기형을 유발합니다.
- 수두 항체 검사: 임신 중 수두 바이러스에 처음 감염되면 사지위축, 중추신경발달장애 등의 선천성 수두증후군이라는 이상을 일으킬 수 있으므로 항체 유무를 확인하는 과정이 필요합니다.
- 에이즈 검사: 선천성 에이즈를 예방하기 위한 검사입니다.
- 소변 배양 검사: 방광염 증상이 없어도 무증상 박테리아뇨가 있으면 나중에 신우신염 등을 일으키고 조기 진통이 와서 조산아 출산의 위험이

있습니다.
- 자궁경부암 검사: 자궁경부암 검사도 꼭 받아야 합니다.
- 초음파 검사: 초음파를 이용하여 임신이 정상인지 아닌지 진단하고 포상기태, 자궁 외 임신 등 병적 임신을 조기에 알 수 있으며, 자궁과 난소의 이상도 진단합니다.

10~14주
- NT 검사: 태아의 목 굵기를 측정하는 검사입니다. 목이 굵으면 염색체 이상이나 심장 기형의 가능성이 높습니다.
- 통합 선별 검사: 임신 11~12주에 1차로 NT, PAPP-A 검사를 하고, 임신 16~17주에 2차 검사를 시행합니다. 다운증후군의 발견 확률이 93~94%에 이릅니다.

15~18주
- 기형아 검사(Quad Test): 혈액으로 다운증후군, 신경관 결손 등이 있는지 선별 검사하는 방법입니다.

16~20주
- 양수 검사: 35세 이상 고령의 임신부이거나 다른 유전 질환의 위험이 있는 경우, 기형아 검사와 초음파 소견이 정상이 아닌 경우, 염색체 이상

등을 확인하기 위해 실시하는 검사입니다.

20~22주

- 중기 초음파 검사: 태아의 성장 발육 정도, 태아의 크기와 위치를 비롯한 태반의 위치와 모양을 진단할 수 있습니다. 태아의 기형을 쉽게 알 수 있는 시기입니다.
- 자궁경부 길이 측정: 조산 가능성이 얼마나 높은지 알아보는 검사입니다.

24~28주

- 임신성 당뇨병 검사, 빈혈 검사: 임신성 당뇨병 검사는 임신부가 당뇨병이 있으면 감염, 자간전증, 양수 과다증, 난산의 위험이 높고, 신생아도 당뇨병에 걸리거나 사망할 확률이 높으므로 이를 예방하기 위해 실시하는 검사입니다. 또 이 시기에 빈혈 검사도 함께 해서 만약 빈혈이 있는 경우에는 철분제 용량을 늘려야 합니다.

26~28주

- 4차원 초음파 검사: 태아의 모습을 입체적으로 확인할 수 있습니다. 특히 언청이 등 안면 기형을 관찰하기 위한 검사입니다.

<u>36주 이후</u>
- 막달 검사: 분만 전 산모의 전반적인 건강 상태를 확인하는 검사입니다. 이때 정상 분만 예정인 경우 GBS라는 세균 감염 여부를 함께 검사합니다.

<u>임신 후기</u>
- 태동 검사: 태아의 건강 상태를 확인하기 위해 심장 박동 수와 패턴을 확인하는 검사입니다.

임신 중 예방접종

임신 중에는 주사를 못 맞고 약도 못 먹으니 감기에 걸리면 안 된다는 우스갯소리가 있지요. 실제로 임신 중에 접종이 가능한 것과 접종 불가능한 것에 대해 살펴보겠습니다.

<u>임신 중 접종 가능한 예방접종</u>
- 독감: 연구 결과 태아에게 부작용을 미치지 않는 것으로 알려져 있으므로 임신 중에 언제라도 접종 가능하며, 임신 중에 맞는 것을 권장하고 있습니다.
- 소아마비(폴리오): 아기를 소아마비로부터 보호해야 할 필요가 있다면 선택적으로 접종이 가능합니다.

- B형간염: 태아에게 부작용이 발생할 가능성이 거의 없으므로 B형 바이러스 간염 위험이 높은 예비 엄마라면 백신을 맞는 편이 낫습니다.
- 콜레라, 장티푸스, 황열병: 피치 못하게 풍토병이 있는 지역에 가야 할 일이 생긴다면 비활성화백신으로 접종이 가능합니다.
- 파상풍과 디프테리아, 백일해(TDaP): 기형을 유발한다는 증거는 없지만, 백신 접종으로 인한 위험성을 최소화하기 위해 임신 12주 이후에 접종하는 것이 합리적입니다. 신생아의 감염을 가장 잘 막기 위해서는 27~36주 사이에 접종하는 것을 권장합니다.
- 광견병: 이와 관련하여 태아의 이상이 보고된 적이 없으므로 개를 키우거나 광견병에 노출될 위험이 있다면 임신 중에도 예방접종이 가능합니다.
- A형간염: 태아에게 미치는 위험이 비교적 낮으므로 산모에게 위험성이 있는 경우 의사와 상의하여 접종 여부를 판단합니다.
- 일본뇌염: 발달 중인 태아에게 위험 요소가 될지에 대해서는 아직 확실히 밝혀지지 않았습니다. 그러나 의사와 상의하여 예방접종이 가능합니다.

임신 중 접종하면 안 되는 것

- MMR(홍역, 볼거리, 풍진) 백신: 임신부에게 절대 투여해서는 안 됩니다. MMR 백신을 접종하면 태아에게 영향을 미칠 가능성이 매우 높으므로 접종 후 1개월간은 피임하도록 합니다.

- 수두: 살아 있는 균을 주사하는 생백신이므로 임신 중에는 접종이 불가능합니다. 임신 전에 확인하여 예방접종을 하고 접종 완료 후 1개월간 피임하도록 합니다.
- 천연두: 살아 있는 균을 주사하는 생백신입니다. 임신 중에는 접종이 불가능하며, 임신을 준비 중인 예비 엄마에게도 접종해서는 안 됩니다.

임신 중 자궁경부암 백신 접종

자궁경부암 백신의 경우, 임신 중에 권장하는 사항은 아니지만 현재 자궁경부암 백신으로 인한 기형의 보고는 없습니다. 따라서 백신 접종 스케줄 중에 임신하였다면 출산을 정상적으로 한 후 나머지 스케줄대로 접종을 하시면 됩니다. 수유 중이라도 접종이 가능합니다.

Epilogue

뇌 태교동화 읽기는
출산 후 3세까지 계속됩니다

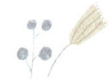

옛날이야기를 들려주듯이 읽어주세요

할머니의 구수한 옛날이야기를 들려주듯이 자연스럽게 책을 읽어주세요. 딱딱한 표현이나 어려운 단어는 엄마가 알아서 생략하고 읽어도 된답니다. 일단 이야기에 대한 아이의 흥미를 키워주세요.

연극하듯이 읽어주세요

책을 읽어줄 때 그저 줄글을 읽듯이 딱딱하게 읽으면 아이가 금세 싫증을 낸답니다. 엄마 자신이 동화 속 주인공이 된 것처럼 신나게 읽어주세요. 구연동화처럼 연극하듯이 읽어주면 아이가 이야기에 더욱 흥미를 느낄 거예요.

아이가 어려워하거나 지루해하면 다음으로 미루세요

'구슬이 서 말이라도 꿰어야 보배'라는 말이 있답니다. 아이에게 좋은 이야기를 들려주고 싶은 마음이 굴뚝같아도 아이가 지루해하면 일단 그만두세요. 싫어하는 것을 억지로 시키는 것만큼 어리석은 교육은 없답니다.

좋아하는 이야기는 반복적으로 들려주세요

마음에 드는 옷이 있으면 매일 그 옷만 입고 싶듯이 아이는 들었던 이야기라도 마음에 들면 계속 듣고 싶어 한답니다. 아이가 그만해달라고 할 때까지 좋아하는 이야기를 반복적으로 들려주면 언어 능력 향상에 도움이 됩니다. 모든 언어 학습은 반복에서 출발한다는 것을 잊지 마세요.

아빠도 함께 읽으세요

태교가 끝났다고 해서 아빠의 할 일이 끝난 것은 결코 아닙니다. 태아에게 아빠가 꾸준히 말을 걸어주었듯이 짬날 때마다 아이에게 동화를 읽어주세요. 태중에서 무의식 중에 들었던 아빠의 목소리를 어릴 때 반복해서 듣다 보면 아이와 아빠의 관계가 더욱 친밀해진답니다.

하루 10분
뇌 태교동화

1판 1쇄 발행 2017년 1월 24일
1판 9쇄 발행 2024년 12월 1일

지은이 김성수
그린이 안다연

발행인 양원석
편집장 차선화
디자인 남미현, 김미선
영업마케팅 윤송, 김지현, 이현주, 백승원, 유민경

펴낸 곳 ㈜알에이치코리아
주소 서울시 금천구 가산디지털2로 53, 20층 (가산동, 한라시그마밸리)
편집문의 02-6443-8861 **도서문의** 02-6443-8800
홈페이지 http://rhk.co.kr
등록 2004년 1월 15일 제2-3726호

ISBN 978-89-255-6089-2 13590

※ 이 책은 ㈜알에이치코리아가 저작권자와의 계약에 따라 발행한 것이므로
  본사의 서면 허락 없이는 어떠한 형태나 수단으로도 이 책의 내용을 이용하지 못합니다.
※ 잘못된 책은 구입하신 서점에서 바꾸어 드립니다.
※ 책값은 뒤표지에 있습니다.
※ 이 책은 2007년 출간된 『업그레이드 뇌 태교동화』의 최신 개정판입니다.